婴幼儿应急手册

应急总医院　组织编写

应急管理出版社

·北 京·

图书在版编目（CIP）数据

婴幼儿应急手册／应急总医院组织编写 . -- 北京：
应急管理出版社，2023

ISBN 978 - 7 - 5020 - 9248 - 1

Ⅰ.①婴… Ⅱ.①应… Ⅲ.①小儿疾病—急性病—
诊疗—手册 Ⅳ.①R720. 597 - 62

中国版本图书馆 CIP 数据核字（2021）第 258372 号

婴幼儿应急手册

组织编写	应急总医院
责任编辑	曲光宇　田　苑
插　　图	卢萌萌
责任校对	赵　盼
封面设计	王晓武
版式设计	解雅欣

出版发行　应急管理出版社（北京市朝阳区芍药居 35 号　100029）
电　　话　010 - 84657898（总编室）　010 - 84657880（读者服务部）
网　　址　www. cciph. com. cn
印　　刷　北京盛通印刷股份有限公司
经　　销　全国新华书店

开　　本　889mm×1194mm$^1/_{24}$　**印张**　5$^3/_4$　**字数**　94 千字
版　　次　2023 年 8 月第 1 版　2023 年 8 月第 1 次印刷
社内编号　20211479　　　　　定价　56. 00 元

编 委 会

主　　编　　邵俊彦

编写人员　　王柏茵　任　劼　葛丽霞　齐美琦

目 次

一、家长必备的救命知识

心肺复苏

　　婴幼儿突发心跳呼吸骤停可见于意外情况，如严重创伤、误吸、溺水等，虽说以上情况很少见，但一旦发生就是致命的。如果家长能够采取及时正确的抢救措施，就可能挽回宝宝的生命。

　　如果发现宝宝无反应或无呼吸，有可能出现了心跳呼吸骤停。当有多人在现场时，可一人拨打120，一人开始心肺复苏；当仅一人在场时，可先心肺复苏2分钟，然后拨打120。

重要提示

　　心肺复苏（cardiopulmonary resuscitation, CPR）是当呼吸及心跳停止时，合并使用人工呼吸及胸外按压来进行急救的一种技术。主要目的在于给大脑供氧。一旦发生心跳停止，如得不到即刻及时地抢救复苏，4～6分钟后会造成患者脑和其他人体重要器官组织的不可逆的损害，因此心跳停止后的心肺复苏必须在现场立即进行，为进一步抢救直至挽回患者的生命赢得宝贵的时间。

确定孩子周围环境安全，摆好体位（平躺，头轻后仰），进行如下操作：

新生儿（生后 0 ~ 28 天）心肺复苏

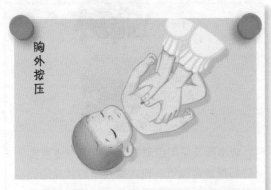

胸外按压

按压方法及部位：双手拇指并列或重叠放置于胸骨下 1/3（两乳头连线中点下方），双手环抱胸廓支撑背部，下压深度为胸廓前后径的 1/3。频率：120 次 / 分钟，大约每秒 2 次

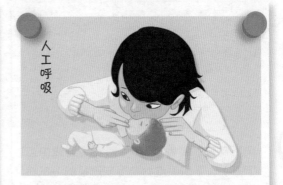

人工呼吸

一只手轻抬下颌，另一只手压住前额，将宝宝头向后仰打开气道，用嘴包住宝宝的口鼻进行吹气，持续约 1 秒，观察宝宝的胸廓升起

注：胸外按压 3 次，人工呼吸 1 次。

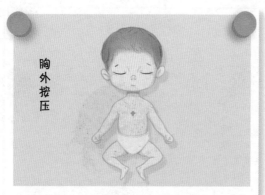

胸外按压

按压部位：胸骨下 1/3（两乳头连线中点下方），下压深度为胸廓前后径的 1/3，1岁以内约 4 厘米，1岁以上约 5 厘米。

频率：100 ~ 120 次 / 分钟

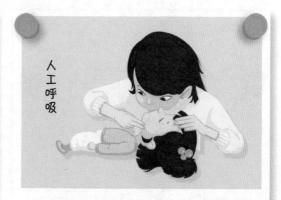

人工呼吸

较小婴儿采用口对口鼻：用嘴包住宝宝的口鼻进行吹气。较大婴儿或幼儿采用口对口：用手捏住孩子的鼻子，用嘴包住孩子的嘴进行吹气。持续约 1 秒，观察宝宝的胸廓升起。连续吹气 2 次

注：单人操作时，胸外按压 30 次，人工呼吸 2 次。

双人操作时，胸外按压 15 次，人工呼吸 2 次。

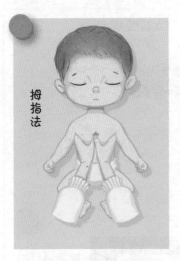

拇指法

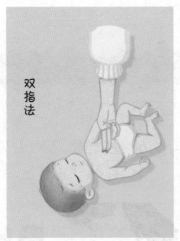

双指法

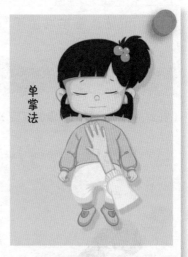

单掌法

双手拇指并列或重叠放置于胸骨上按压，双手环抱胸廓支撑背部（用于小婴儿）

右手食指和中指两个指尖在胸骨上进行下压，左手支撑背部（用于小婴儿）

一只手掌根部放在胸骨下半段（用于较大婴儿和幼儿）

气道异物处理

　　婴幼儿是异物吸入的高发人群，异物吸入可表现为咳嗽、干呕，轻者可以呼吸和说话；重者堵塞主气道，出现不能呼吸的症状，必须快速处理。

在等待急救人员到达时，家长应该怎么办？

（针对尚有意识但无呼吸的宝宝）

1~2 岁幼儿异物吸入后的处理步骤

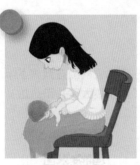

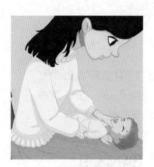

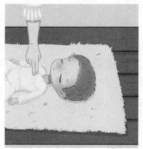

重复进行拍背和胸部按压，直到排出异物

将宝宝面部朝下放在前臂上，躯干高于头部，用大腿撑住，用另一只手的掌根对两个肩胛骨之间的背部重击 5 次

将宝宝翻身脸部朝上，前臂继续支撑宝宝的头部和颈部，观察异物是否排出

若异物未排出，可将宝宝放在坚硬的平面（或前臂）上，将两根或三根手指按在宝宝的胸骨中心，快速按压 5 次

2~3 岁幼儿异物吸入后的处理步骤

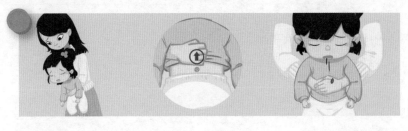

如果宝宝失去意识，要立即进行心肺复苏

站在宝宝身后，用双臂抱住宝宝腰部

将一只拳头放在宝宝肚脐正上方

另一只手握住这只拳头，快速向内和向上推挤（重复进行此过程，直到异物排出）

宝宝出现以下情况立即拨打 120

异物堵塞气道，不能呼吸、脸色发青。

喘息或大口喘气。

不能哭泣、说话或发出声音，抓自己的喉咙。

重要提示

如果经过上述处理，宝宝仍无呼吸，可将拇指伸入宝宝口内，抓住下门牙或牙龈，以张开气道，抬起下颌以便看到异物。若能清楚看到异物，小心取出，不要用手指在宝宝口中做清扫动作，或盲目尝试拔出位置较深的异物，以免将异物推入喉咙深处加重堵塞。一旦宝宝失去意识，要停止上述动作，立即进行心肺复苏。

二、突发意外的家庭急救知识

1.外伤

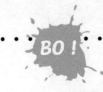

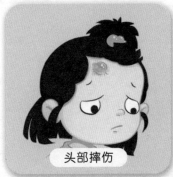
头部摔伤

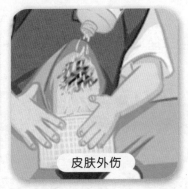
皮肤外伤

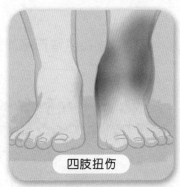
四肢扭伤

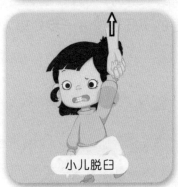
小儿脱臼

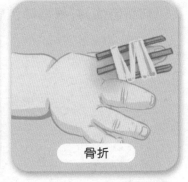
骨折

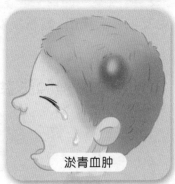
淤青血肿

9

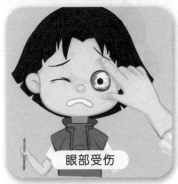
眼部受伤

头部摔伤

婴幼儿头部摔伤多发生于坠床和运动意外。

婴幼儿头部摔伤家长怎么办?

发生头部摔伤后,看护人首先应将孩子抱起或扶起,但动作不宜过猛,避免发生二次损伤,然后检查头部判断伤情,并根据摔伤后的不同表现进一步处理。

仅为头皮局部肿胀鼓包

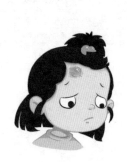 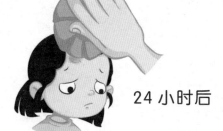 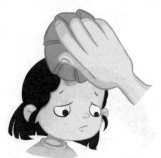

24 小时后

早期进行冷敷,让血管收缩,减少出血

24 小时后热敷,促进淤血吸收

头皮有明显的破口，有外出血

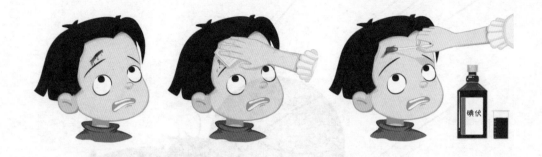

可用干净的纱布或毛巾压住出血口（破口较小，一般出血可自行停止）

止血后需局部用医用酒精或者碘伏消毒

注：出血较多则需要去医院就诊。

摔伤部位头骨有明显凹陷

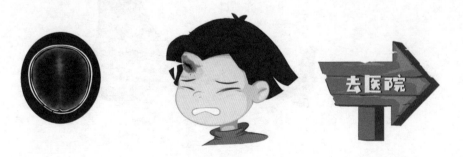

摔伤部位头骨有明显凹陷属于颅骨骨折的一种表现，应尽快到医院就诊

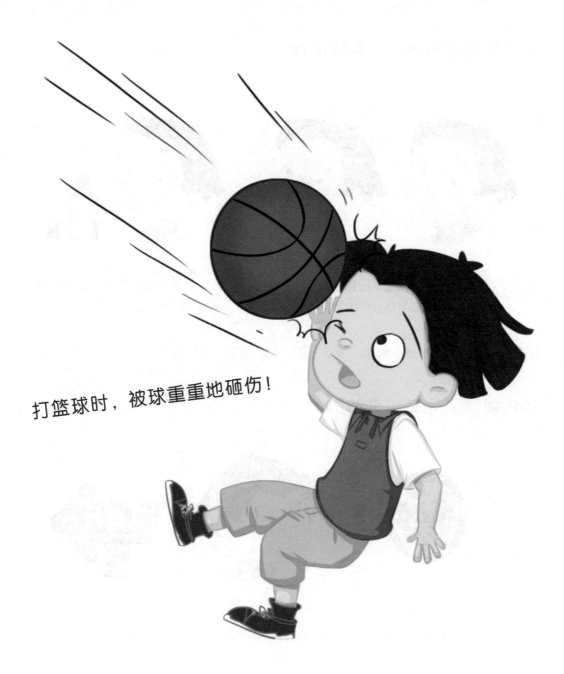

打篮球时，被球重重地砸伤！

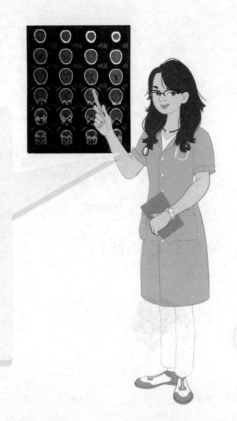

重要提示

　　婴幼儿头部摔伤后，看护人需密切观察孩子的精神、运动等情况。若出现以下情况时，需要及时就医，进行头颅CT检查来判断有无头颅内出血的情况。

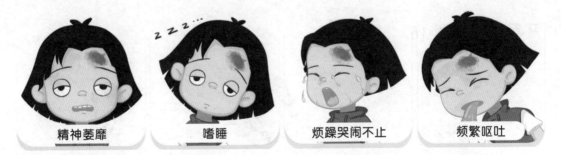

精神萎靡　　嗜睡　　烦躁哭闹不止　　频繁呕吐

若婴幼儿出现卤门突出和一侧肢体活动受限的情形，也需要及时就医。

皮肤外伤

皮肤外伤多见于运动擦伤和锐器切割、刮刺伤。

婴幼儿皮肤外伤家长怎么办？

根据外伤的原因，损伤范围、深度，出血情况进行处理。

轻微的运动擦伤

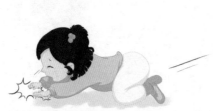
皮肤表面浅表损伤，少量渗血

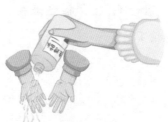
及时用生理盐水或纯净水冲洗伤口

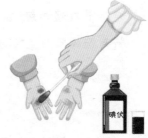
用医用酒精或者碘伏消毒伤口，局部保持干燥

严重的运动擦伤

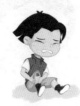
皮肤大面积擦伤，表皮受损，皮下组织出血

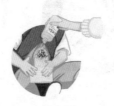
用生理盐水或纯净水冲洗后，局部用干净纱布或毛巾覆盖压迫

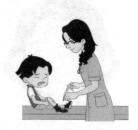
即刻就医，由医生消毒处理，局部包扎

轻微的锐器刮伤

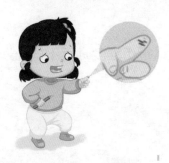 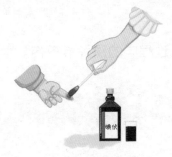 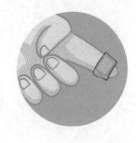

线性表皮损伤，少量渗血 | 用医用酒精或者碘伏消毒伤口 | 可以局部贴创可贴

严重的锐器损伤

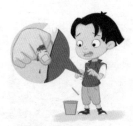 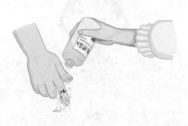 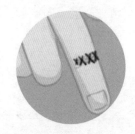

深度切割伤或扎伤，伤口深 出血不止 | 用生理盐水或纯净水冲洗 | 局部用干净纱布或毛巾 覆盖压迫止血，及时就 医，进行缝合

重要提示

　　皮肤损伤处理后要保持局部伤口干燥，避免水洗，创可贴应及时更换，医院包扎缝合的伤口遵医嘱及时复诊换药。若愈合过程中出现红肿、流脓等感染表现需要及时就医。根据伤口情况，必要时注射破伤风抗毒素。

四肢扭伤

四肢扭伤多见于活动过程中的踝关节扭伤。根据扭伤程度进行不同处理。

婴幼儿四肢扭伤家长怎么办？

轻度扭伤

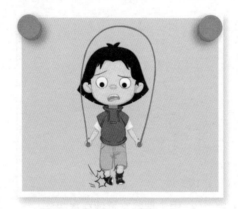

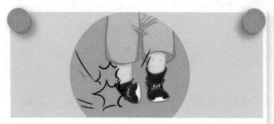

局部肿胀较轻，活动不受限，疼痛较轻

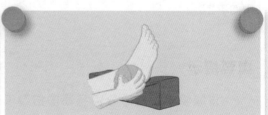

家中处理方法：制动休息，可冰敷、抬高受伤的踝关节

中重度扭伤

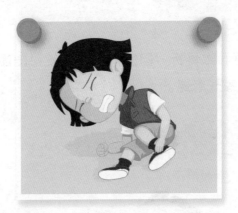

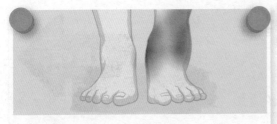

局部肿胀明显，活动明显受限，疼痛剧烈

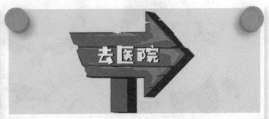

及时就医判断扭伤情况

注：骨折需要外固定，后期需在医生的指导下进行康复训练。

重要提示

　　婴幼儿扭伤可遵医嘱使用止痛喷雾，但不要使用药酒等成分不明的局部按摩药物。

骨　折

外伤、运动意外可导致骨折，但因骨折时表皮可能没有损伤，宝宝又不能准确描述疼痛，容易被家长忽略。

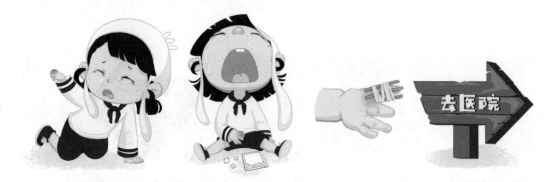

若宝宝外伤后出现难以安抚的哭闹，活动某一肢体或触碰某一部位哭闹加剧，家长要仔细观察受伤部位是否有肿胀，宝宝是否有拒绝活动或触碰的表现，如果有这些表现，提示可能有骨折，要立即就医，就医途中要固定骨折部位。

重要提示

如果就医后采取石膏外固定，在家中要注意观察固定肢体的手或脚的温度、颜色，若出现发凉、发紫可能是压迫影响血液循环，要及时就医。

小儿脱臼

以桡骨头半脱位最常见，多发生于家长猛烈牵扯宝宝手腕或前臂后，宝宝出现剧烈哭闹、手臂活动受限、不能上抬、伴有疼痛等症状。

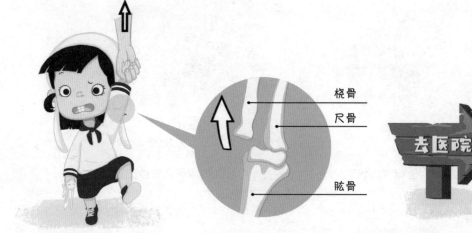

婴幼儿脱臼家长怎么办？

桡骨

尺骨

肱骨

去医院

家长猛烈牵扯宝宝手腕或前臂

牵扯后导致桡骨头半脱位

应及时就医，就医途中受伤手臂保持固定位置，避免活动和牵拉

重要提示

家长在和宝宝游戏或牵拉宝宝走路时，应避免用力牵拉前臂，尽量牵拉肘关节以上部位。

淤青血肿

　　婴幼儿皮肤薄嫩、皮下毛细血管丰富，磕碰或挫伤、摔伤易引起皮下毛细血管破裂出血导致淤青或血肿。

婴幼儿出现淤青血肿家长怎么办?

"青包"

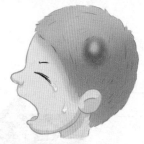

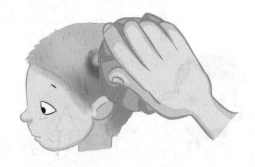

出现血肿，俗称"青包"

立即冰敷，减少出血

血肿直径 5 厘米以上

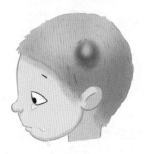

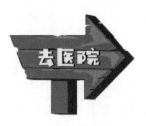

血肿直径 5 厘米以上，或小血肿继续增大

在冰敷情况下立即就医

冰敷后好转

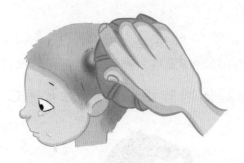

冰敷后血肿没有继续增大　　　　　　24 ~ 48 小时后热敷

反复出现淤青血肿

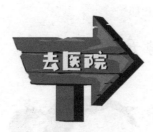

去医院

重要提示

　　头部血肿要注意观察宝宝精神状态、有无呕吐、嗜睡等颅内损伤的表现，肢体血肿要注意观察有无肢体疼痛、活动受限等骨折表现。出现这些表现要及时就医。

眼部受伤

婴幼儿眼部受伤家长怎么办？

眼眶周围软组织肿胀而无破口

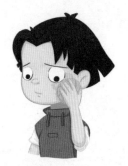

24 小时后

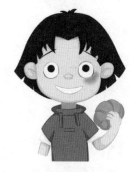

不可按揉应立即局部冷敷，消肿止痛

热敷，促进局部瘀血的吸收

眼外部皮肤破裂而眼球无损伤

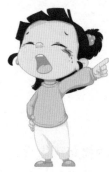

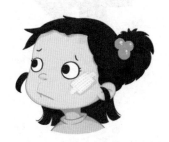

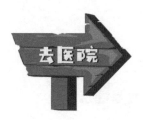

注意保持创面清洁

用干净的敷料包扎

尽快送往医院眼科进行清创缝合，避免以后留疤

眼球受到损伤

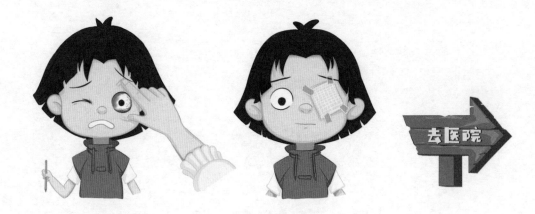

伤眼上加盖清洁的敷料，用绷带轻轻缠绕包扎

及时就医

重要提示

如果眼球受到损伤，严禁用水冲洗伤眼或涂抹任何药物。

小孩手握竹筷或铅笔奔跑时不慎跌倒，竹筷或铅笔扎入眼内，造成眼球贯通伤，对于插入眼球里的异物家长不应将其硬行拉出，应该立即就医。

2.意外急救

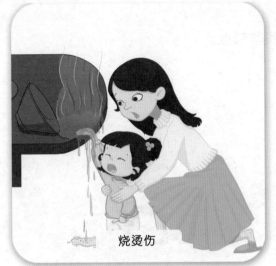

烧烫伤

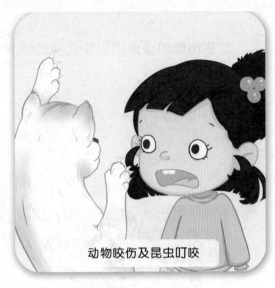

动物咬伤及昆虫叮咬

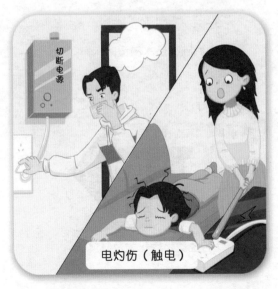

切断电源

电灼伤（触电）

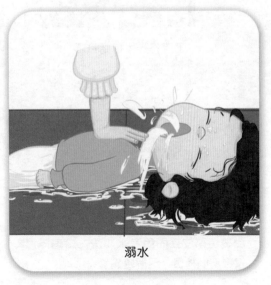

溺水

烧烫伤

烧烫伤局部表现取决于烧烫伤的面积与深度。

婴幼儿烧烫伤家长怎么办？

轻度，无水疱

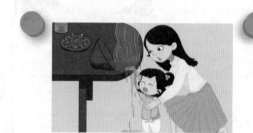

迅速将孩子抱离热源

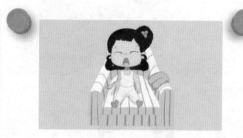

脱去被热水浸湿的衣物

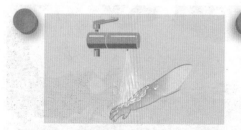

烧烫伤部位立即用凉水冲洗，迅速降温，减轻皮肤损伤，缓解疼痛

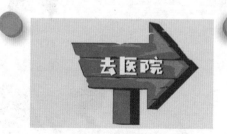

若烧烫伤面积大及时就医

中重度，有水疱

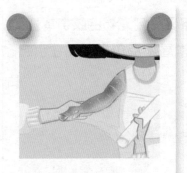

烧烫伤面积过大，有水疱甚至局部皮肤发黑，用食物保鲜膜或干净的布包裹创面，保持创面清洁，及时就医

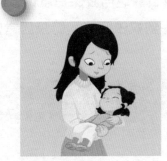

宝宝出现口渴、躁动不安、少尿或无尿、面色苍白、四肢发冷等休克表现时，家长要注意保持宝宝呼吸道通畅，及时就医

重要提示

若衣物紧贴身体不宜脱时，最好用剪刀剪开衣服，不要勉强硬脱衣服造成皮肤脱落而加重损伤。

不要听信偏方给烧烫伤部位涂抹酱油、牙膏、草木灰等不洁物，一定要在专业烧伤科医生的指导下用药。

动物咬伤及昆虫叮咬

　　婴幼儿喜欢与宠物玩耍，缺乏自我保护意识，容易受到宠物的咬伤或抓伤。婴幼儿皮肤娇嫩，也容易受到蚊虫叮咬，叮咬后常常局部反应重，往往引起家长的紧张、担心。

婴幼儿被动物咬伤及昆虫叮咬家长怎么办？

动物咬伤

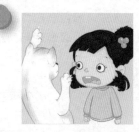
宝宝被狗、猫等家养宠物咬伤、抓伤

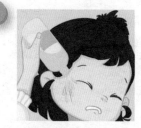
立即用生理盐水或自来水彻底冲洗伤口 15~20 分钟

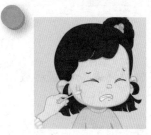
使用医用酒精或者爱尔碘消毒

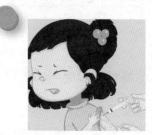
动物咬伤或者抓伤要去防疫部门接种狂犬疫苗

注：若伤口较深较大要及时就医，由专业医生消毒处理伤口。

昆虫叮咬

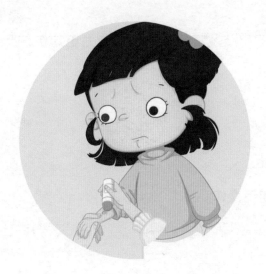

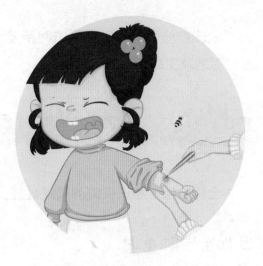

蚊虫叮后，及时涂止痒药水，不要过度挠痒，避免损伤皮肤，造成感染

蜂虫、毒蜘蛛叮后应拔除毒刺，挤出毒液，局部冷敷消毒，及时就医

重要提示。

　　因宝宝的皮肤娇嫩，对蚊虫叮咬敏感，有时会出现叮咬处局部的红肿，可能范围很大，若宝宝没有疼痛，一般是局部皮肤的过敏反应，可外用激素类药膏。

　　毒虫叮咬后，毒液可引起局部的灼痛、麻木、红肿，甚至全身中毒反应。家长需要密切观察孩子，如出现呕吐、头晕、出汗、尿少等表现，应及时就医。

电灼伤（触电）

人体接触电源或者遭雷击时所发生的皮肤及其他组织损伤称为电灼伤，严重时可危及生命。

婴幼儿电灼伤家长怎么办？

全身触电，意识丧失的紧急处理见如下操作。

发现宝宝触电时

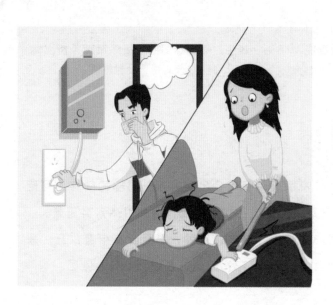

应采取最快方式切断电源或拔掉插头，使宝宝脱离电源。

如暂时无法关闭电源，可用干燥木棍、竹棍拨开电线，再移开宝宝，家长不要直接推拉触电宝宝

对呼吸停止的宝宝

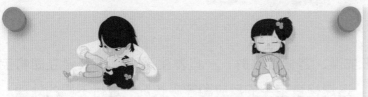 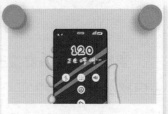

立即口对口人工呼吸，若心跳停止则应立即进行胸外按压（胸外按压为每分钟100～120次。单人复苏：按压30次，人工呼吸2次；双人复苏：按压15次，人工呼吸2次）

在抢救同时，立即呼叫120送往医院急救

注：在救护车未来之前持续心肺复苏，不要轻易搬动宝宝。

局部电灼烧的紧急处理

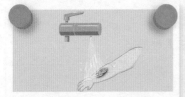 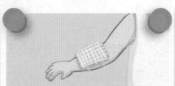 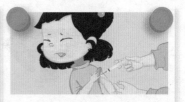

灼烧部位可用干净冷水冲洗或浸泡，并及时就医，明确损伤程度

进行清创包扎，并在医生的指导下应用抗生素预防伤口感染

必要时接种破伤风疫苗

注：局部电灼烧部位常破坏较深，可达肌肉、骨骼或内脏。

重要提示

家长平时应注意教育宝宝远离电源，经常检查电线、电器，杜绝漏电，一旦出现触电，一定要先采取措施让宝宝脱离电源，再施救。

溺　水

　　婴幼儿溺水多发生于洗澡、游泳戏水时，一旦发生溺水，家长要立即将宝宝抱离水源，使宝宝仰卧，迅速检查宝宝的反应和呼吸情况，进行不同的处理。

婴幼儿溺水家长怎么办？

有反应、有呼吸

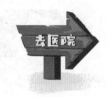

送附近医院，评估有无吸入性肺炎

拍打无反应、有呼吸，但表现为喘息样呼吸

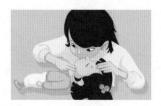

需要立即人工呼吸，改善通气，纠正缺氧，避免继发心脏骤停

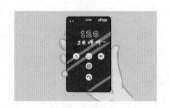

同时呼叫120送往医院急救

拍打无反应、无呼吸

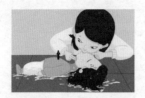

清理口腔，呈仰卧位、头稍后仰、抬下颌打开气道，捏住鼻子，进行口对口人工呼吸，新生儿或小婴儿可以口含口鼻进行人工呼吸，吹气时观察胸廓起伏，保证有效人工通气2～5次

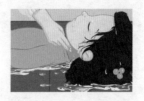

人工呼吸后检查脉搏。若未触及，进行胸外按压，每分钟100～120次。单人复苏：胸外按压30次，人工呼吸2次；双人复苏：胸外按压15次，人工呼吸2次

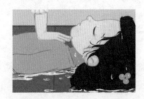

在抢救同时，立即呼叫120送往医院急救。在救护车未来之前持续心肺复苏

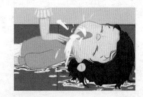

在复苏过程中宝宝出现呕吐，要将头侧位，及时清除口腔内呕吐物，防止误吸

重要提示

　　宝宝溺水后最重要的是立即建立有效的呼吸，改善缺氧。若采取倒立或挤压腹部的方法试图清除胃里和气道内的水，或不采取任何措施送往医院，会错过最佳的抢救时机。

3. 中毒及误服

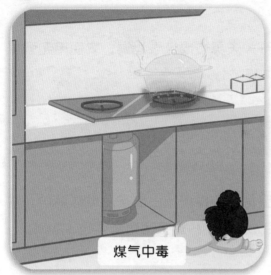

煤气中毒

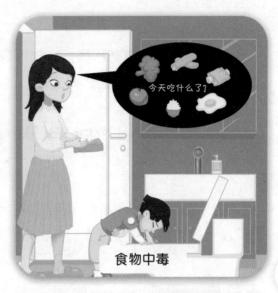

今天吃什么了？

食物中毒

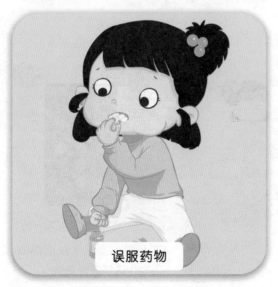

误服药物

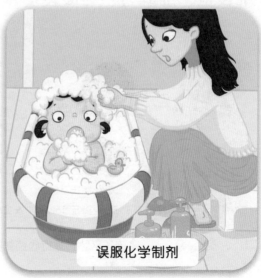

误服化学制剂

煤气中毒

　　多为室内煤炉排烟不畅，或煤气罐开关失灵造成煤气泄漏，或使用无强排风的燃气热水器未开窗通风造成。

婴幼儿煤气中毒家长怎么办？

　　发现宝宝煤气中毒后，应立即将宝宝抱出中毒现场，放在通风环境中，注意保暖，呼叫拍打宝宝观察有无反应；若无反应，检查宝宝有无呼吸、心跳。

无反应、无呼吸、无心跳

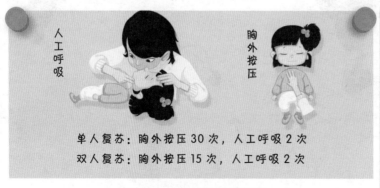

人工呼吸　　　　　胸外按压

单人复苏：胸外按压30次，人工呼吸2次
双人复苏：胸外按压15次，人工呼吸2次

将孩子平卧，进行心肺复苏

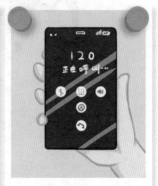

在抢救同时，立即呼叫
120送往医院急救

有反应、有呼吸

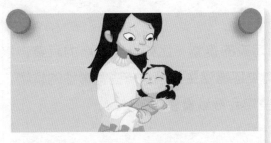

可自行送往附近医院，途中暴露口鼻，保持气道通畅，保证呼吸新鲜空气

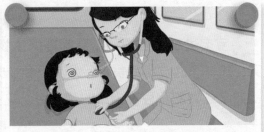

或呼叫急救车，途中吸氧

只有哭闹、呕吐等轻微反应

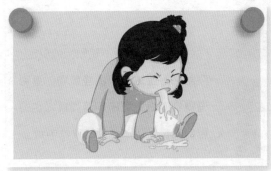

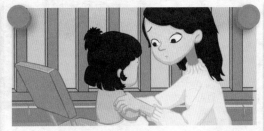

离开中毒现场，呼吸新鲜空气，观察

重要提示

将宝宝移至空气畅通场所是煤气中毒救治的重要手段，但一定要注意保暖，避免宝宝受凉，口鼻要暴露，保证能吸入新鲜空气。

食物中毒

宝宝进食了被细菌、真菌等微生物污染的食物，比如没洗干净的蔬菜、水果；放坏了的发霉的食品，尤其奶类、肉类容易滋生细菌；一些有毒性的食物，比如未煮熟的扁豆、自采的蘑菇等，这些均会导致食物中毒。

婴幼儿食物中毒家长怎么办？

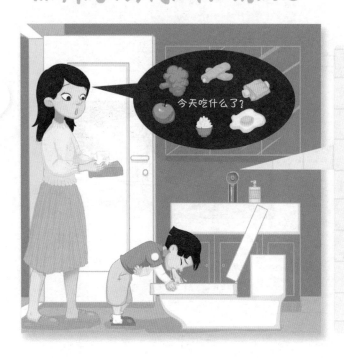

今天吃什么了？

若宝宝出现不明原因的呕吐，应回忆宝宝进食了哪些食物，是否有食物中毒的可能。若同食者也有相同症状，可以确定是食物中毒

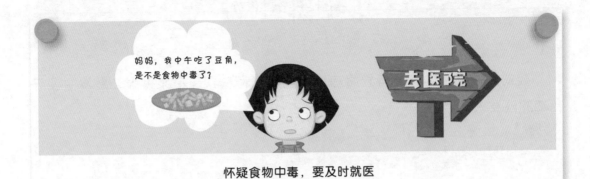

怀疑食物中毒，要及时就医

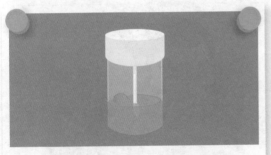

若出现腹泻，要带大便标本化验

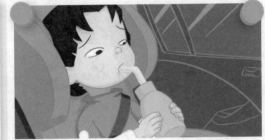

就医途中可以多喂温开水，促进毒素排出

重要提示

若多人中毒，要将进食的所有食物留存，以备疾控部门调查原因。

误服药物

　　婴幼儿辨别能力差，容易将药片、药水当作糖果、糖浆误服，是发生误服药物的高发人群。

婴幼儿误服药物家长怎么办？

误服普通中成药或维生素、益生菌等，一般不需要催吐洗胃

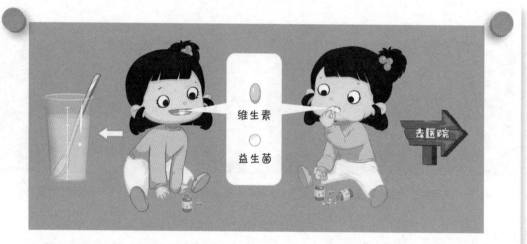

维生素

益生菌

去医院

少量服用的宝宝，多饮温开水，促进药物从尿中排出

误服量过大的宝宝，应及时就医

误服癣药水、止痒药水、驱蚊药水等外用药品

　　应立即让宝宝尽量多喝牛奶或温水，也可以催吐。

误服有毒性，或副作用大的药物，且剂量较大

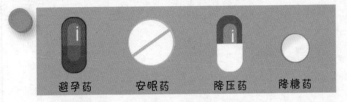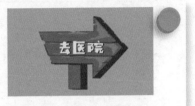

误服避孕药、安眠药、降压药、降糖药等，应及时送往医院治疗，切忌延误时间

如果情况紧急，来不及送医院，可进行如下操作

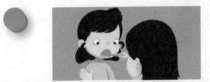

家长要迅速用干净的勺柄或筷子刺激宝宝咽部催吐

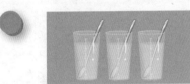

然后喝大量清水，再催吐，尽快清除胃内误服药物

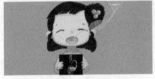

之后就医，充分洗胃

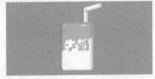

催吐和洗胃后，可让孩子喝点儿牛奶

重要提示.

家中药品要集中放置在宝宝不能接触到的地方，最好是放在高处，并上锁。

误服化学制剂

洗衣液　　　洗洁精　　　洗面奶　　　沐浴露

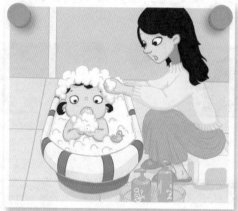

42

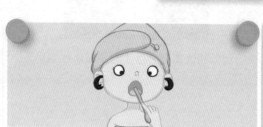

误服后及时催吐

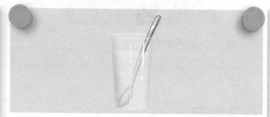

催吐后多饮水促进洗涤剂排出

误服强酸强碱类，具有腐蚀性的化学制剂

洁厕灵　　84 消毒液　　玻璃液　　除垢剂

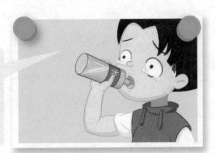

误喝饮料瓶中的消毒液

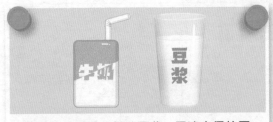

可先服用适量牛奶或豆浆、蛋清来保护胃黏膜

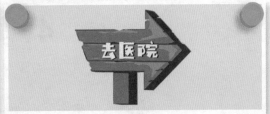

及时就医

重要提示

　　平日注意对宝宝进行进食安全的教育，要告知宝宝洗涤用品的用途，不能口服。家中不使用矿泉水瓶或饮料瓶分装洗涤制剂。

　　强酸强碱类制剂具有腐蚀性，可引起胃穿孔，不宜采用催吐法，以免使宝宝的食管和咽喉再次受到损害。

4. 异物

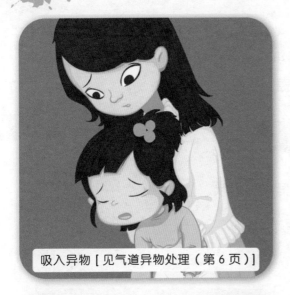

吸入异物［见气道异物处理（第6页）］

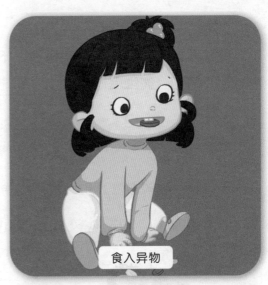

食入异物

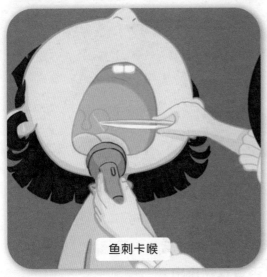

鱼刺卡喉

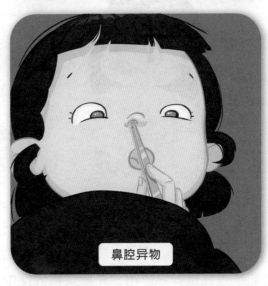

鼻腔异物

食入异物

　　婴幼儿喜将物品含在口中玩耍，不小心会误吞进入食管或胃。常见的异物为硬币、纽扣、微型电池、别针、塑料盖、枣核等。

婴幼儿食入异物家长怎么办？

　　建议及时就医通过 X 射线检查明确异物的形状、位置。

食入异物较小，质地较软，表面圆润

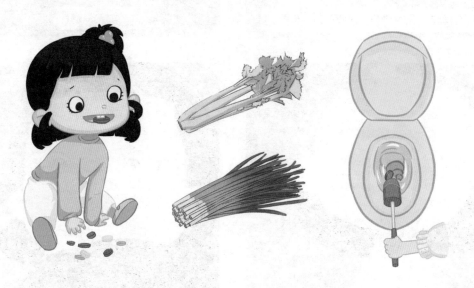

　　食入如小纽扣、1角钱硬币等异物，可多食纤维素高的水果蔬菜，如芹菜、韭菜等促进异物排出，注意观察大便中是否有异物排出。

食入异物尖锐，具有腐蚀性

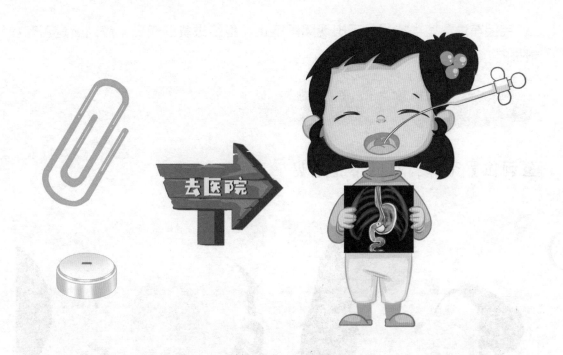

　　食入如别针、枣核、微型纽扣电池等异物，应及时就医通过胃镜取出，避免发生胃肠穿孔。

重要提示

　　微型纽扣电池是腐蚀性很强的异物，故家中用过的电池应及时丢弃，也不要给宝宝玩纽扣电池驱动的玩具。宝宝玩耍要在家长的视野内。

鱼刺卡喉

　　宝宝在进食鱼类食品时若出现哭闹不止、拒绝进食的表现，应判断是否有鱼刺卡喉。

婴幼儿鱼刺卡喉家长怎么办？

鱼刺位置不深，可以请楚看见

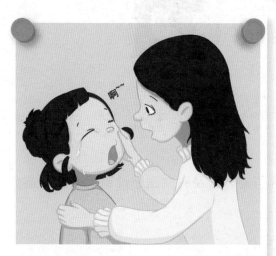

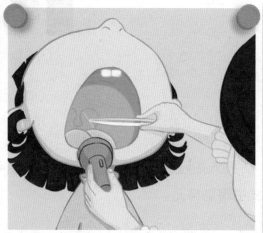

首先家长要安抚宝宝情绪，立即停止进食并尽量减少吞咽动作，让咽喉部的肌肉放松

鼓励宝宝张开嘴，发"啊"的声音，或用小匙将舌面下压，用手电筒照射，发现鱼刺后，用镊子夹住轻轻拔出

鱼刺位置较深，或未发现

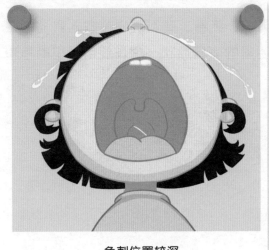

鱼刺位置较深

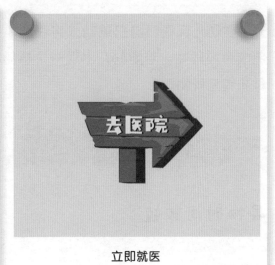

立即就医

医生温馨提示

　　禁止采用喝醋、吞食馒头饭团等方法强行将鱼刺吞下。

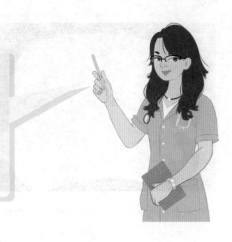

鼻腔异物

　　婴幼儿玩耍时自己或他人将豆类、果核、纸卷、塑料玩物等塞入鼻孔内会造成鼻腔异物。若婴幼儿出现一个鼻孔明显的堵塞症状，家长要用手电筒检查鼻孔有无异物。

婴幼儿鼻腔异物家长怎么办？

异物时间较短

异物在外鼻道清晰可见

异物较深

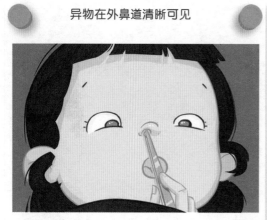

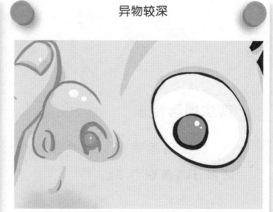

若宝宝能合作，可用小镊子等工具将异物夹出

不要强行自取，应立即到耳鼻喉科就医取出异物

异物时间较长

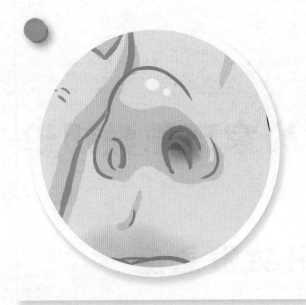

到医院取出后遵医嘱用药

重要提示

　　若发现异物，自己取出有困难，应立即就医。切不可在宝宝剧烈哭闹时强行自取，以免将异物推入后鼻腔后吸入气管，造成窒息。

三、突发急症的家庭急救知识

1. 新生儿突发急症

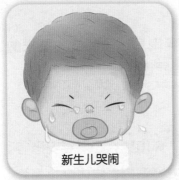

新生儿哭闹

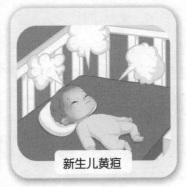

新生儿黄疸

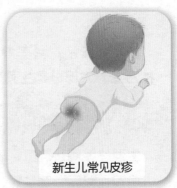

新生儿常见皮疹

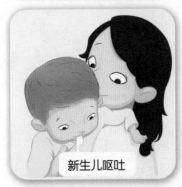

新生儿呕吐

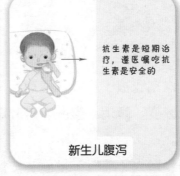

抗生素是短期治疗，遵医嘱吃抗生素是安全的

新生儿腹泻

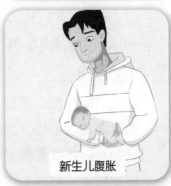

新生儿腹胀

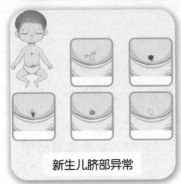

新生儿脐部异常

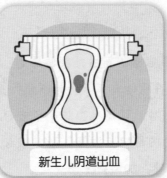

新生儿阴道出血

新生儿哭闹

新生儿哭闹常常弄得很多爸妈都束手无策。宝宝哭闹是表达感觉和要求的一种方式，大部分是生理性的正常哭闹，少部分是病理原因。

新生儿哭闹常见原因

生理性哭闹：饥饿、尿湿、疲劳犯困、寒冷或过热、环境嘈杂、需要安慰等。

病理性哭闹：肠绞痛、腹胀、腹泻、发热、鼻塞、皮炎湿疹、肢体牵拉伤等。

新生儿哭闹家长怎么办？

需要立即就医

喂奶、换尿布、搂抱、增减衣被、更换环境等都不能缓解哭闹。

伴有发热、拒奶、面色改变、腹泻、腹胀、呕吐等。

活动某处肢体哭闹剧烈。

脐部包块（脐疝）或阴囊增大（疝气）发硬，按揉不能缩小。

重要提示。

肠绞痛是最易导致父母焦虑的新生儿哭闹原因：其一般在生后两周开始，可持续到3个月消失，多出现在傍晚或夜间；为剧烈哭闹，安抚无效，可持续1小时以上，也可间断哭闹达3小时，可伴有腹胀；宝宝日间吃奶、睡眠正常，不影响生长发育。家长情绪紧张会加重宝宝哭闹，所以家长要放松心情。若宝宝腹胀明显可口服西甲硅油，按摩腹部，加用益生菌。

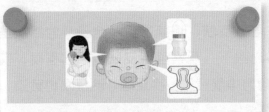

注意宝宝的生理需求是否被满足，可给予喂奶、换掉湿尿布、搂抱、安抚哄睡等缓解哭闹

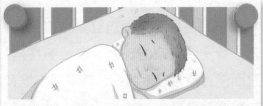

若室温高，宝宝出汗要减少衣被；若室温低，手脚凉要增添衣被保暖

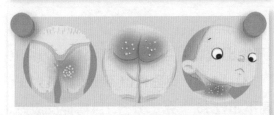

检查宝宝皮肤，尤其是臀部、颈部、大腿根部有无皮疹、糜烂，若有皮肤问题要局部用药，以减轻不适和刺激

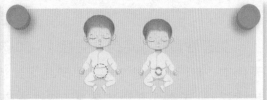

若宝宝腹部胀气，排便、排气有异常，可轻轻按揉腹部促进排气，缓解腹部不适，并注意腹部保暖

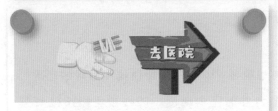

若活动宝宝某处肢体哭闹剧烈，可能有肢体牵拉伤，要固定可能受伤的肢体立即就医

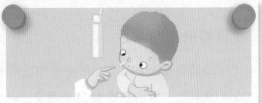

若宝宝鼻塞，可用生理海水鼻腔喷雾剂喷湿棉签，清理鼻腔，并注意室内温度和湿度

新生儿黄疸

黄疸是由于体内胆红素浓度升高，导致皮肤、巩膜发黄及全身其他组织呈现不同程度黄染的现象。家长要在自然光线下，观察宝宝皮肤黄染的程度，仅是面部黄染为轻度黄染；躯干部皮肤黄染为中度黄染；手足心、巩膜出现黄染，为重度黄染。

新生儿黄疸常见原因

生理性黄疸：足月儿生后 2 ~ 3 天开始出现，4 ~ 5 天达到高峰，7 ~ 10 天消退，最迟不超过 2 周，早产儿可延迟到 3 ~ 4 周。黄疸程度不重（脸黄为主、身体轻黄、手脚心和巩膜不黄，胆红素最高不超过 15 毫克每分升）且精神反应好、吃奶好的宝宝，多不需要特殊治疗，可自行消退。

病理性黄疸：窒息、缺氧、溶血、感染、胆道梗阻等。

重要提示：

纯母乳喂养的宝宝，可能会出现母乳性黄疸，一般在生理性黄疸后接替出现，持续时间长，有的甚至要到生后 2 ~ 3 个月才能完全消退，胆红素可能超过 15 毫克每分升。宝宝吃奶好，精神反应好，体重增长好，一般停母乳 2 ~ 3 天可以观察到黄疸明显减轻。

新生儿黄疸家长怎么办？

需要立即就医

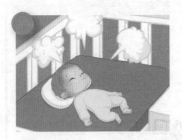

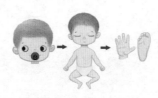

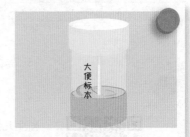

宝宝黄疸同时出现发热、呛奶、吐沫、拒奶、精神萎靡、嗜睡、惊厥等症状

黄疸进展快，很快出现手脚心发黄、巩膜发黄

大便发白

新生儿黄疸家庭护理注意什么？

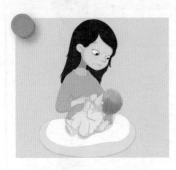

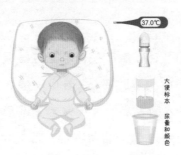

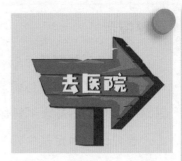

出生后要保证充足喂养，促进胎便排泄，有利于胆红素的排出

注意宝宝的体温、精神反应、吃奶情况、尿量及大便颜色

若黄疸持续不退，足月儿超过2周、早产儿超过4周要到医院就诊

新生儿常见皮疹

生理性皮疹

新生儿粟粒疹

新生儿毒性红斑

新生儿痤疮

扫码可见详细说明

病理性皮疹

新生儿脓疱疮

新生儿尿布疹

新生儿湿疹

扫码可见详细说明

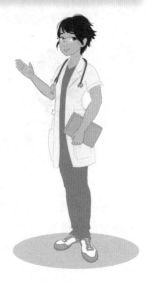

重要提示。

　　新生儿湿疹可能与牛奶蛋白过敏有关，若配方奶喂养可更换为深度水解蛋白奶粉或氨基酸奶粉；若母乳喂养，妈妈可避食牛奶及含牛奶成分的食品，再观察宝宝湿疹变化。若减轻可确定是牛奶蛋白过敏，继续避食，若观察2周无减轻，可能与牛奶无关，可以恢复原配方奶。

　　严重湿疹要在医生指导下局部用药。

新生儿皮疹家长怎么办？

需要立即就医

皮疹为脓疱。

皮肤有糜烂、渗液。

宝宝出现发热、拒奶、精神反应差。

新生儿皮疹家庭护理注意什么？

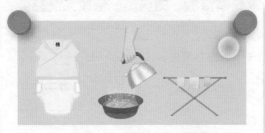

选用纯棉衣服、干爽透气型纸尿裤。或选用旧软布做尿布，勤洗勤换；尿布在清水中浸泡，开水煮沸，洗净，在阳光下晒干

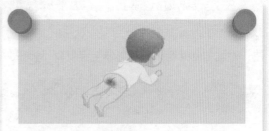

轻症的尿布疹局部暴露，使汗液、尿液蒸发，皮肤干燥，即可收效。或外用 5% 鞣酸软膏、40% 氧化锌油

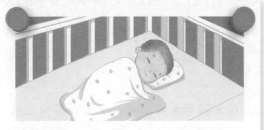

注意控制室温及湿度，不宜太热及干燥，避免包裹太多

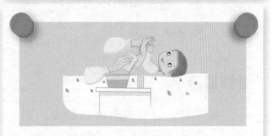

保持皮肤清洁，使用无刺激性浴液，洗浴后涂抹婴儿润肤剂，春夏季用乳剂，秋冬季用霜剂或油剂。大便后用温水清洗臀部，保持皮肤干燥、清洁，适当用护臀膏

新生儿呕吐

呕吐是每个新生宝宝都会出现的表现，与新生儿胃呈水平位，胃部肌肉发育不完善有关，大部分呕吐是生理性的。

新生儿呕吐常见原因

生理性呕吐（溢乳）、咽下综合征、胃肠道畸形、胃肠炎、泌尿系统感染、败血症等。

注：溢乳的呕吐量少，不影响宝宝发育，多于生后 6 个月左右消失。

新生儿呕吐家长怎么办？

需要立即就医

呕吐重而顽固，呕吐物中有胆汁、血液。

伴发热、剧烈哭闹不宜安抚、精神反应弱、吃奶量减少、腹胀、腹泻、尿量减少、体重不增或下降。

重要提示

咽下综合征指在分娩过程中，胎儿吞入过多的羊水或产道中的分泌物或血液刺激胃黏膜引起呕吐。其表现为生后 1～2 天内出现呕吐，喂奶后呕吐加重，呕吐物为泡沫黏液样，可含咖啡色液体。宝宝若精神反应好、吃奶好，将吞入的羊水及产道分泌物吐尽后，呕吐就会消失。

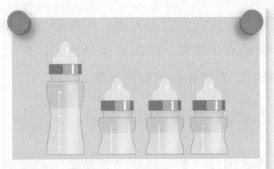

每次勿喂奶太多，以适量为原则，吐奶重者可少量多餐

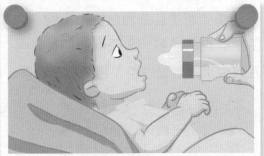

喂奶时如果宝宝吸食太急，应暂停片刻，待宝宝呼吸顺畅些再喂。用奶瓶喂养的奶嘴孔大小要适中，要将奶嘴及奶瓶前半部充满奶，以防宝宝吸入过多空气

61

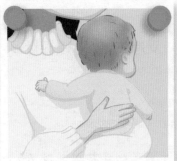

喂奶后，可将宝宝竖抱靠在大人肩上，并拍宝宝下背部，稍用力，使宝宝打嗝排出胃中空气。一般拍 3~5 分钟

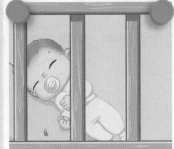

喂奶后勿剧烈摇动宝宝，不要立即平躺。如果躺下，要将其上半身抬高，并右侧卧

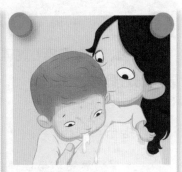

如果宝宝呕吐重、体重不增加，应看医生

新生儿腹泻

每个新生儿的消化能力不同，大便性状和次数会存在差异。如果新生儿大便次数突然增多，大便水分明显增多，有黏液、脓血，即为新生儿腹泻。新生儿对脱水的耐受性差，若大便水分多、呕吐、尿量减少应立即就医。

新生儿正常的大便

母乳喂养：新生儿的大便呈软膏状或者糊状，多为金黄色或黄色，偶尔呈淡绿色，可见到奶瓣，4 ~ 6 次 / 日。

配方奶喂养：新生儿的大便呈泥状，多是淡黄色或黄色，有时大便会黄中带绿或青绿，1 ~ 4 次 / 日。

新生儿腹泻的常见原因

细菌、病毒感染，过敏（牛奶蛋白、鸡蛋蛋白等），受凉或过热，喂奶量多，更换配方奶等。

重要提示

止泻药思密达与任何药物都要分开1小时服用，抗生素（如头孢类消炎药）与益生菌不能同时服用，尽量分开2小时以上。

就医时带着宝宝1小时内排泄的大便，装在干净的不透水的容器内，以便化验检查。不能从尿不湿上取便样。

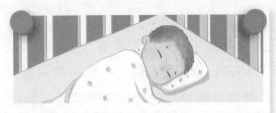

根据室内温度适当增减宝宝衣被，避免受凉或过热

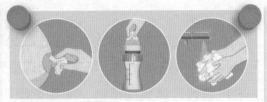

喂奶时每次要注意乳头、奶嘴的清洁卫生，家长接触宝宝前要认真洗手

若更换配方奶出现腹泻，换回原奶

配方奶喂养要逐渐加量，最初每天每次增加 10~15 毫升，直至每次 60 毫升，再隔天每次增加 15~20 毫升，至每天总量 120~180 毫升每千克

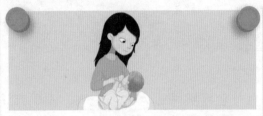

母乳喂养的宝宝出现腹泻，要注意与母亲饮食的关系。若确定与某些饮食如牛奶、鸡蛋、牛羊肉、海鲜等有关，妈妈要避食

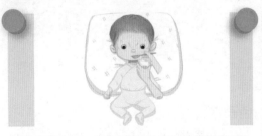

细菌感染时一定要遵医嘱合理使用抗生素

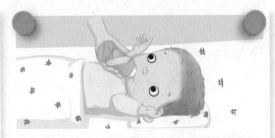

根据尿量情况，适当喂水，保持宝宝的尿量正常

新生儿腹胀

正常新生儿尤其是早产儿，在喂奶后常有轻到中度的腹部膨隆，触之柔软，无哭闹，排气排便正常。若宝宝出现腹部膨隆较日常明显，触之有柔韧饱满感，手拍有鼓音，伴哭闹不适，即考虑腹胀。腹胀是新生儿时期常见的症状，腹胀严重时，膈肌运动受限，肺活量减少，胸、腹腔内血液循环受到障碍，故发现宝宝腹胀一定要及时处理。

新生儿腹胀的常见原因

宝宝哭闹吸入太多空气、喂奶方法不当吞入空气、受凉、消化不良、急性胃肠炎、便秘、肠梗阻、感染、坏死性小肠结肠炎等。

新生儿腹胀家长怎么办？

需要立即就医

腹胀伴反复呕吐、腹泻、便血、发热等。

剧烈哭闹难以安抚、精神反应差、面色苍白。

不排便、不排气。

局部非对称性腹部膨隆。

新生儿腹胀家庭护理注意什么？

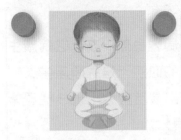

注意宝宝腹部及脚的保暖，避免受凉

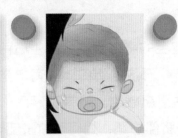

宝宝哭闹及时安抚，避免长时间哭闹吸入太多空气

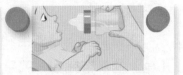

奶瓶喂养时注意将奶液充满奶嘴及奶瓶前部，奶嘴孔大小适宜，喂奶时如果宝宝吸食太急，应暂停片刻，避免吞入空气

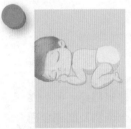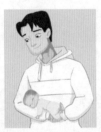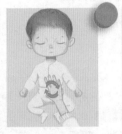

可采取让宝宝俯卧、飞机抱、从宝宝的右侧向左侧顺时针轻柔腹部等方法，促进排气

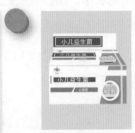

可遵医嘱喂服益生菌、西甲硅油

重要提示

　　正常新生儿腹部都是膨隆的，尤其吃奶后明显，这与小儿腹式呼吸为主，消化道产气较多，肠管平滑肌和腹肌薄弱，张力低下有关。家长平时要注意观察宝宝的腹部情况，了解正常状态下宝宝腹部的膨隆情况，一旦宝宝出现异常膨隆胀气，可以及时发现、及时处理。

新生儿脐部异常

正常情况下，新生儿宝宝的脐带残端会在生后两周内脱落。在此之前新生儿身上的脐带残端，就是一个开放的伤口，含有丰富的血液，是病原菌生长的好地方。如果处理不当，会引起感染。脐带脱落后，部分宝宝会出现一些异常表现，家长要知道如何做好脐部护理，如何判断脐部异常。

家长怎样做好脐部护理？

勤换尿布，避免尿便污染脐部。

不要用不洁物品覆盖脐部。

脐带脱落前，护理应注意

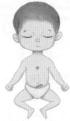

在护理时要洗干净双手，捏起脐带，轻轻提起，用75%酒精棉棒，围绕脐带的根部进行消毒，将分泌物及血迹全部擦掉，每日1～2次，以保持脐根部清洁。洗澡后要用无菌棉签擦拭脐窝，保持脐部干燥

脐带脱落后，护理应注意

有些宝宝脐带脱落后会有渗血，可用酒精局部消毒。若出血量多，在局部形成血痂，此时不要用酒精棉签将血痂强行擦掉，要用无菌干棉签轻擦脐窝内，使其保持干燥。1～2天后，若无新鲜出血，血痂干硬，可用加热消毒后的植物油涂抹，使血痂软化，再轻擦掉，最后用酒精棉签擦拭消毒

脐炎：脐带根部发红，脐窝湿润、流水，甚至有脓性分泌物，带臭味。

脐肉芽肿：脐带脱落后，局部形成小的肉芽组织，表面湿润，有少量黏液或血性分泌物。

脐茸：脐带脱落后，创面有红色、表面光滑湿润像黏膜样的肿物，很像小息肉，有少量分泌物。

脐瘘：脐带脱落后，脐正中有黏膜样物，中心有孔，有肠内物流出，并带有臭味，周围皮肤发生糜烂。

脐疝：新生儿脐部高高地鼓出，呈半球形的软囊，哭闹、腹泻等用力时明显；平卧安静时或入睡后，便缩小或消失。

需要立即就医

宝宝脐带根部红肿，脐窝有脓性分泌物，带臭味。

伴发热、拒奶、精神反应差。

脐带脱落后，脐部不断有液体渗出，有臭味，怀疑脐瘘、脐茸、脐肉芽肿。

脐疝不能回缩变小。

脐带脱落后，若出现脐肉芽肿或脐茸样表现。

重要提示

由于新生儿抵抗力低，脐带残端感染会引起败血症、腹膜炎，所以一旦出现脐部红肿要及时就医。

脐疝是新生儿腹直肌发育不完善的表现，绝大多数脐疝在2岁内随着腹肌的发育，可以自愈，不需任何治疗。如果发生脐疝嵌顿则须及时就诊。

新生儿阴道出血

　　有些刚刚出生的女婴会出现阴道出血或白带，家长往往会感到惊慌，其实这属于正常现象，在临床上叫"新生儿假月经"和"新生宝宝白带"。

新生儿阴道出血的常见原因

　　新生儿阴道出血是雌激素在起作用。

　　在怀孕期间，母亲体内的雌激素进入胎儿体内，引起胎儿阴道上皮和子宫内膜的增生。等到胎儿出生后，母体的雌激素对于胎儿的影响突然中断，雌激素对阴道上皮和子宫内膜的增殖、充血等支持作用也就中断了，于是增殖、充血的子宫内膜随之脱落，致使婴儿从阴道排出一些血性的分泌物以及白色黏液（即白带），部分女婴还会出现乳头变大、变硬，少量乳汁分泌的现象。

新生儿阴道出血家长怎么护理？

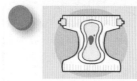

"新生儿假月经"是生理性阴道出血，属于正常现象，这种情况一般会持续一周左右

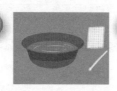

注意保持宝宝外阴的清洁卫生，对于阴道流出的少量血性分泌物，可用消毒棉签或纱布轻轻擦去，或用清水冲洗，不需要做其他特殊治疗

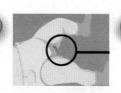

如果宝宝阴道出血量多且持续时间较长，或伴有皮肤出血点、瘀斑等要及时带宝宝就医，以排除出血性疾病

2. 婴幼儿突发症状

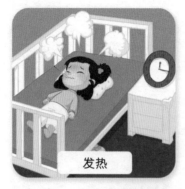

发热

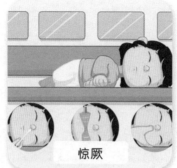

惊厥

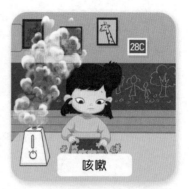

咳嗽

70

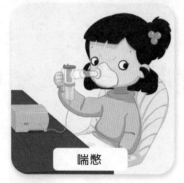

喘憋

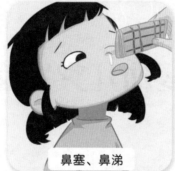

鼻塞、鼻涕

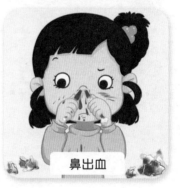

鼻出血

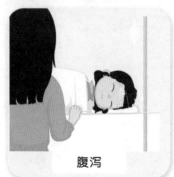

腹泻

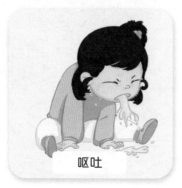

呕吐

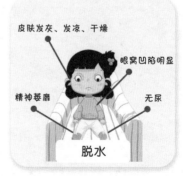

皮肤发灰、发凉、干燥

眼窝凹陷明显

精神萎靡

无尿

脱水

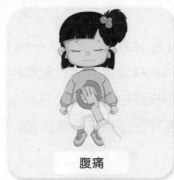
腹痛

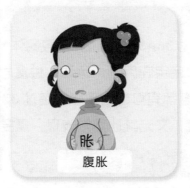
腹胀

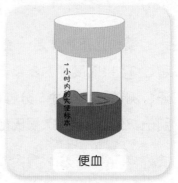
便血

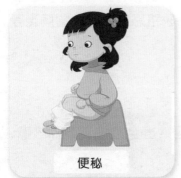
便秘

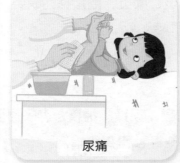
尿痛

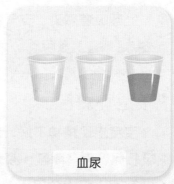
血尿

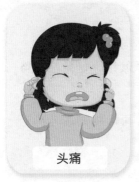
头痛

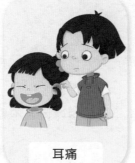
耳痛

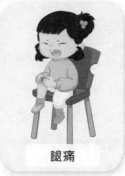
腿痛

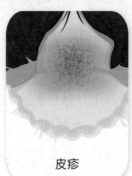
皮疹

发　热

　　婴幼儿正常体温一般为36~37摄氏度,若腋窝体温(腋表测温,时间5分钟)超过37摄氏度称为发热。宝宝在哭闹、运动、进食后,或环境温度高、腋窝出汗、测试时间超过5分钟等都有可能出现体温超过37摄氏度的情况。如只是个别一次体温超过37摄氏度,又无其他异常表现,需要避开上述情况复测体温。

婴幼儿发热的常见原因

　　上呼吸道感染、支气管炎、肺炎、疱疹性咽峡炎、尿路感染、急性胃肠炎等。

婴幼儿发热家长怎么办?

需要立即就医

　　宝宝出现精神不好、嗜睡、烦躁、抽搐、脖子僵硬、面色苍白、剧烈咳嗽、呼吸急促、声音嘶哑、频繁呕吐、腹痛等情况。

　　宝宝小于6个月。

重要提示

　　如果就医前宝宝体温大于38.5摄氏度,应先吃退热药,再就诊,以免在等待就医过程中宝宝体温过高引起热惊厥。

　　有些感冒药中含有对乙酰氨基酚或布洛芬,短时间内不要再服相同成分的退热药,以免退热药过量给宝宝造成伤害。

　　没有医生处方不要自行服用抗生素。

体温大于 38.5 摄氏度（有热惊厥史，体温大于 38 摄氏度）

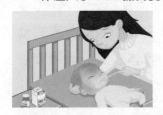 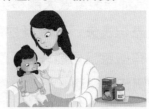

3~6 个月的宝宝，口服对乙酰氨基酚滴剂（如泰诺林）；大于 6 个月的宝宝，口服乙酰氨基酚滴剂（泰诺林）或布洛芬滴剂（美林），药物的两次间隔为 4~6 小时，一般用药后 40 分钟 ~1 小时开始出汗，体温逐渐下降。退热药的剂量要遵医嘱或说明书，按体重给足剂量

体温小于 38.5 摄氏度

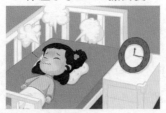

每 2~3 小时测 1 次体温，监测体温变化，及时给予处理

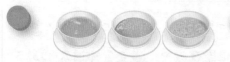

多喝水，切勿多穿衣服或多盖被捂汗，宜吃清淡食物

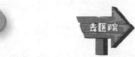

若 2 岁以下孩子持续发热超过 24 小时，或 2 岁以上孩子发热超过 3 天，应就医

惊　厥

　　惊厥是多种原因所致大脑神经元暂时性功能紊乱的一种表现。惊厥发作时，典型表现为意识丧失、双眼凝视或上吊、口吐白沫、四肢强直抖动，并可伴大小便失禁。有些宝宝可能只表现为意识丧失、肢体强直、双眼凝视，也有些宝宝表现为一侧肢体抖动。

婴幼儿惊厥的常见原因

| 高热惊厥 | 癫痫 | 中枢神经系统感染 | 头部外伤 | 中毒 |

重要提示

　　典型的热性惊厥多见于 6 个月 ~ 3 岁小婴儿，6 岁以后罕见。多发生于急骤高热（39~40 摄氏度）开始后的 12 小时内，惊厥呈全身性发作，一般持续数秒至 10 分钟，很少超过 15 分钟，惊厥停止后神志即可恢复正常。大多数宝宝在一次发热过程中只出现一次惊厥，但 30%~50% 的宝宝以后发热时还易出现惊厥，一般到学龄期不再发生。

　　婴幼儿是高热惊厥的高发人群，体温在 38.5 摄氏度以上时应采取积极的退烧方法。如果宝宝曾有过高热惊厥史，或有高热惊厥家族史，当宝宝体温大于 37.5 摄氏度时，即应采取退热措施。

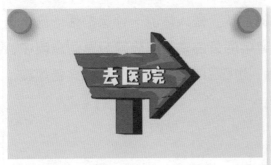

如果孩子出现上述表现，怀疑惊厥，应立即就近就医或拨打 120

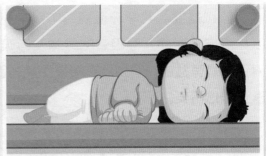

等待救助时或去医院途中将孩子侧卧位，头稍后仰，下颌略向前突，不用枕头，去除头部及颈部的衣物

75

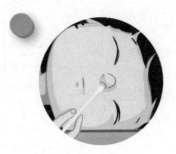

清理口鼻中黏液、食物，防止呛入气管

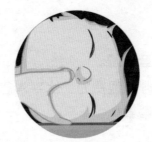 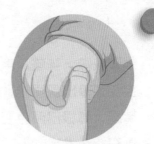

可用手掐按宝宝的鼻下人中穴、双手虎口部的合谷穴及双手腕上的内关穴 2~3 分钟，并保持周围环境安静，尽量减少不必要刺激

咳 嗽

　　咳嗽是婴幼儿呼吸道疾病中最常见的症状，是人体的一种保护性措施，借以排除自外界侵入呼吸道的异物及呼吸道中的分泌物，消除呼吸道刺激因子，对宝宝是有益的，但剧烈咳嗽会影响睡眠，也可引起呕吐，导致宝宝痛苦烦躁，家长焦虑不安。

婴幼儿咳嗽的常见原因

| 上呼吸道感染 | 支气管炎 | 肺炎 | 婴幼儿哮喘 | 异物吸入 |

婴幼儿咳嗽家长怎么办？

需要立即就医

频繁咳嗽、阵咳，声音嘶哑。

宝宝呼吸出现困难，呼吸很费力，比平常急促，呼吸时出现喘声。

嘴唇、鼻根部颜色变暗紫色。

伴有持续发烧。

宝宝小于 3 个月。

咳嗽痰中有血。

烦躁哭闹或精神差、嗜睡。

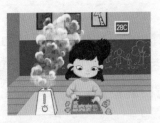

保持房间温度适宜、空气湿润、清新

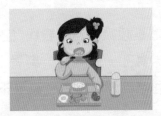

注意补充水分，进食清淡易消化食物，避免甜、咸、辣、凉食物

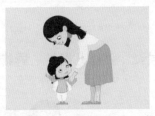

适当增减衣物，注意身体保暖，避免受凉

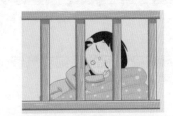

睡眠时取侧卧位，最好将头部或上身用毛巾、枕头垫高一些，以免上呼吸道分泌物或食物返流到气管

重要提示

　　婴幼儿咳嗽有痰时，避免使用镇咳药物，以免影响痰液排出导致呼吸道感染加重或呼吸道阻塞。

　　用药：要遵医嘱用药。服用止咳糖浆时不要用水稀释，也不可用水送服。因为止咳糖浆服用后，糖浆附着在咽部黏膜上会减弱黏膜对刺激的反应，从而达到止咳目的。抗生素要在医生的指导下合理使用。

喘憋

喘憋是呼吸困难的表现，宝宝表现为呼吸加快、费力，呼吸时可伴有嗓子"咝咝"声，鼻孔一张一合，胸骨上窝下凹。轻者活动时出现以上症状，重者在安静时也可感到呼吸费力，甚至不能平卧，可伴有口唇发紫。

婴幼儿喘憋的常见原因

病毒感染引起的毛细支气管炎、肺炎、急性喉炎、婴幼儿哮喘、异物吸入等。

婴幼儿喘憋家长怎么办？

需要立即就医

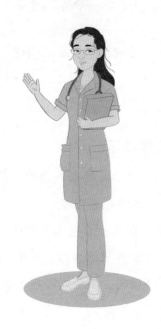

呼吸费力伴哭闹烦躁，不能平躺。

嘴唇发青。

进食后出现呛咳疑有异物吸入。

声音嘶哑、哭无声。

持续发热或精神差。

婴幼儿喘憋家庭护理应注意什么？

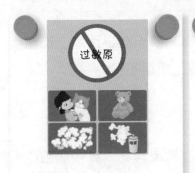

远离烟雾或可能的过敏原

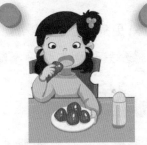

适当给孩子补充水分，清淡饮食，尽量减少宝宝哭闹

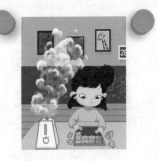

注意室内通风，维持环境适宜湿度

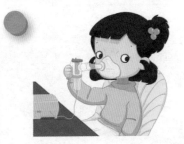
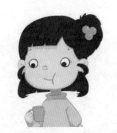
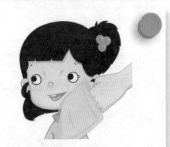

遵医嘱服药或雾化吸入，雾化后要给宝宝漱口、清洗面部

重要提示

　　婴幼儿喘憋是儿科急症，应尽早就医，以免延误病情，导致宝宝严重缺氧，危及生命。

鼻塞、流涕

鼻塞、流涕是婴幼儿感冒常见症状，因婴幼儿鼻孔狭小容易堵塞，而且婴幼儿主要是靠鼻子呼吸，一旦鼻塞会表现为呼吸不畅，烦躁不安。

婴幼儿鼻塞、流涕的常见原因

感冒、过敏性鼻炎、鼻旁窦感染、腺样体肥大、鼻腔异物、鼻中隔脓肿、先天性后鼻孔闭锁（新生儿、持续鼻塞）等。

婴幼儿鼻塞、流涕家长怎么办？

需要立即就医

持续鼻塞、影响吃奶和睡眠。　　　　伴持续发热、精神弱。

鼻腔有脓性或血性分泌物。　　　　　疑塞入异物。

出现耳痛。

婴幼儿鼻塞、流涕家庭护理应注意什么？

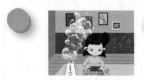

保持室内适宜温度、湿度，避免室温过高、空气干燥

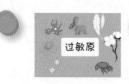

避免接触可疑的过敏原

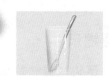

多喝水

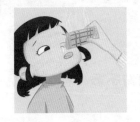

鼻部热敷：
用湿热的毛巾，在宝宝的鼻根部热敷；或用冒热气的毛巾在宝宝的鼻孔处熏蒸鼻部。热敷后，鼻黏膜遇热，水肿会减轻，鼻腔会比较通畅，黏稠的鼻涕也较容易水化而流出来。（提示：热敷操作要小心，过热毛巾不要接触宝宝皮肤，以免烫伤）

清除鼻道鼻涕的方法

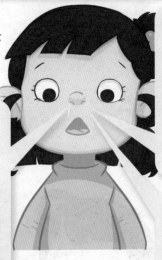

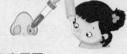

若鼻痂干硬：
滴几滴生理盐水将干燥的鼻涕稀释开，再让宝宝擤出来或用吸鼻器吸出来，或用生理海水洗鼻液喷洗鼻腔

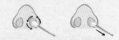

若鼻涕为细软黏稠的：
可用无菌棉签轻轻放入宝宝鼻腔内，再逆时针边捻动边向外拉，会把鼻涕带出，重复做几次

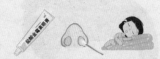

若鼻涕为黄色脓性：
在清洗鼻腔后，可用金霉素眼药膏涂鼻腔。宝宝睡眠时，采用抬高头部、侧卧位，可减轻鼻塞

重要提示

清除鼻痂时忌用手抠宝宝的鼻子，以免损伤嫩弱的鼻腔黏膜，引起出血和感染。向鼻部滴入缓解鼻塞的药物一定要在医生的指导下使用。

鼻出血

　　婴幼儿鼻黏膜薄而嫩，易发生出血，但一般出血量不多，容易止血，多为鼻黏膜局部问题，少数可能是血液病的表现。

婴幼儿鼻出血的常见原因

　　鼻炎、鼻黏膜干燥、外伤、血液病等。

婴幼儿鼻出血家长怎么办？

需要立即就医

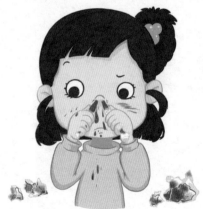
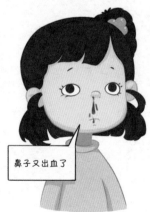
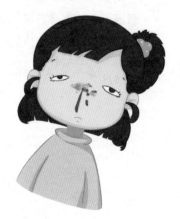

出血量较大，自行处理不能止血

反复出血

伴有皮肤出血点、瘀斑，面色苍白，精神差等

婴幼儿鼻出血家庭护理应注意什么？

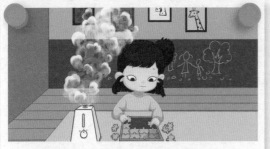
注意室内空气湿度，保持鼻腔黏膜湿润

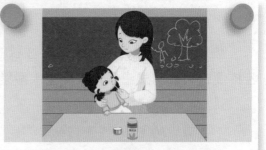
严重干燥可以涂薄荷油或食用橄榄油

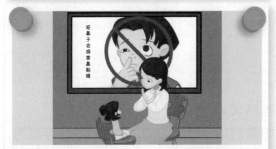
教育宝宝不能挖鼻，减少对鼻黏膜的损害

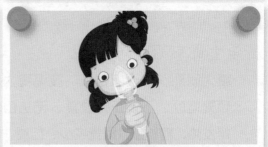
积极治疗鼻炎等相关疾病

重要提示

　　宝宝流鼻血时家长别紧张，安抚好宝宝避免哭闹挣扎，用食指和拇指压迫鼻翼（鼻中隔前下部）10～15分钟，若持续出血可用无菌棉球或干净软纸堵塞鼻孔。

　　有时宝宝鼻出血发生在夜间睡眠中，会出现流出的鼻血倒流到咽部，引起恶心呕吐。由于呕吐物含有血液，常被家长误认为呕血，所以当宝宝出现吐血时，家长要检查鼻孔是否有出血。

腹 泻

腹泻是指大便的次数增加及性状的改变，应与宝宝平日的排便习惯比较。若排便的次数明显增多，大便含水量增加或有黏液、脓血，可诊为腹泻。

婴幼儿腹泻的常见原因

急性胃肠炎、消化不良、食物过敏、呼吸道感染伴发的胃肠功能紊乱等。

婴幼儿腹泻家长怎么办？

需要立即就医

腹泻剧烈，大便次数多、腹泻量大。

频繁呕吐、不能正常饮食、无法口服给药。

伴发热、精神差、尿量减少、口渴、眼窝凹陷、口唇干燥、皮肤发花、手脚凉。

粪便带血。

年龄小于 6 个月。

婴幼儿腹泻家庭护理应注意什么？

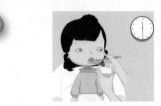

遵医生医嘱，按时给宝宝服药，注意服药间隔

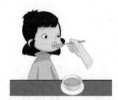

饮食上给予易消化的流食或半流食，少量多餐

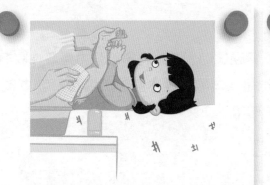

注意臀部皮肤清洁，便后用温水或湿棉布擦洗，再涂抹护臀膏

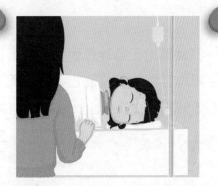

若大便水分多，尿量减少，要尽早给予口服补液盐（ORS）以预防和纠正脱水。若口服补液困难，出现尿量减少、口唇干燥等脱水表现，应到医院就诊给予静脉补液

重要提示。

　　腹泻常用药物有益生菌、蒙脱石散，蒙脱石散与其他药物要分开1小时服用，抗生素要遵医嘱。如果服用抗生素，要与益生菌间隔至少2小时。

　　口服补液盐要按说明书要求稀释，少量多次口服。若稀释后的液体凉了，可用热水烫温了再喂，根据腹泻的量调整口服补液的量。

　　腹泻应留取粪便标本，以便化验明确腹泻病因。粪便标本要新鲜，不要超过1小时，不能从尿布或抽水马桶中取粪便标本，盛装标本的容器要清洁，不透水。

呕　吐

呕吐是由于各种原因引起的食管、胃逆蠕动，并伴有腹肌强力痉挛性收缩，迫使胃内容物从口腔涌出。呕吐有时也是人体的一种本能防御机制，可将食入对人体有害的物质排出，从而起到保护作用。

婴幼儿呕吐的常见原因

急性胃肠炎、消化不良、肠套叠、肠梗阻、急性感染、食物药物中毒、脑炎、脑膜炎等。

婴幼儿呕吐家长怎么办？

需要立即就医

呕吐次数频繁，呕吐时冲力较大，甚至呈喷射性。

呕吐物含有血液、黄绿胆汁。

伴发热、腹泻、腹胀、腹痛、大便带血或呈果酱样便、哭闹不易安抚、嗜睡、抽风等。

干哭无泪，尿少或无尿。

重要提示。

宝宝呕吐时，喂水及进食要少量多次，平卧时要侧卧，头偏向一侧。

婴幼儿呕吐家庭护理应注意什么？

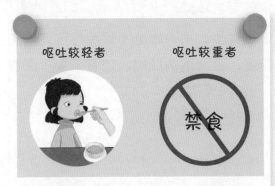

呕吐较轻者　　　　呕吐较重者

禁食

呕吐较轻者，可以进食易消化的流质食物，宜少量多次进食；呕吐较重者，暂予禁食

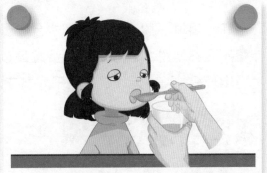

喂水、服药宜缓，可采用少量多次服法

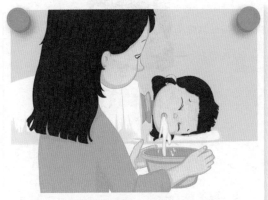

呕吐时应将宝宝侧卧，以免呕吐物呛入气管，引起宝宝窒息或将呕吐物吸入肺内

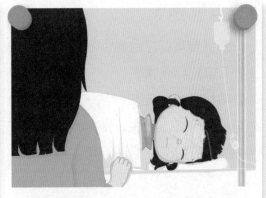

如果宝宝呕吐反复出现，不能进食及饮水，应及时就医，给予静脉输液，以防电解质紊乱而危及生命

脱 水

由于呕吐、腹泻等丢失的水分过多，进食少，摄入水分不足而导致体内液体量不足称为脱水。表现为尿量减少、口渴、眼窝前囟凹陷、口唇干燥，严重者可出现精神差、无尿、皮肤干燥发花、手脚凉等症状。

婴幼儿脱水的常见原因

频繁呕吐、腹泻为大量水样便、持续高热等。

婴幼儿脱水家长怎么办？

需要立即就医

宝宝腹泻、呕吐时，出现尿量减少、口唇干燥应及时就医。

精神萎靡，皮肤发花、发凉、干燥，眼窝凹陷明显，无尿，则提示发生了严重的脱水，应到医院输液治疗。

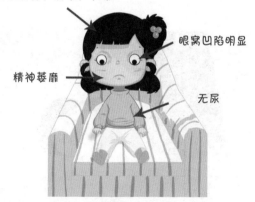

皮肤发花、发凉、干燥

眼窝凹陷明显

精神萎靡

无尿

重要提示

给宝宝喂温开水或自制糖盐水不能用于纠正脱水，一定要喂按比例稀释的口服补液盐。

婴幼儿脱水家庭护理应注意什么?

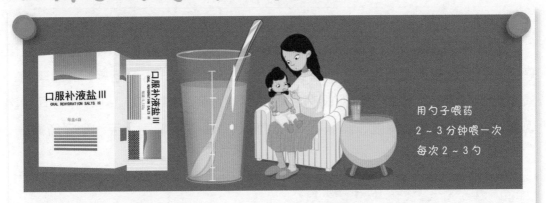

用勺子喂药
2～3分钟喂一次
每次2～3勺

口服补液是治疗宝宝脱水的主要方法,口服补液盐要按照说明书配比要求稀释,一包一次性用温水冲好,少量多次喂服,直到尿量正常、口唇湿润、眼窝凹陷好转

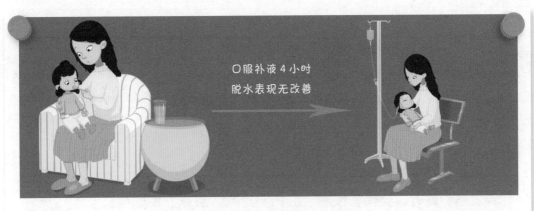

口服补液4小时
脱水表现无改善

若口服补液4小时,脱水表现无改善,要及时就医静脉补液,以免脱水加重导致循环障碍危及生命

腹　痛

　　腹痛是婴幼儿的常见症状，但由于孩子小，往往不能准确用语言表达。腹痛主要表现为突然剧烈哭闹、不易安抚、下肢向上弯曲、两手握拳、肘部弯曲、紧贴躯干等症状，按摩腹部哭闹有变化，哭声减低、停止或加剧等。若同时出现腹泻、排气增多、呕吐、腹胀等消化道症状，基本可确定宝宝出现了腹痛。

婴幼儿腹痛的常见原因

　　急性胃肠炎、消化不良、肠痉挛、肠套叠、便秘、急性阑尾炎、肠系膜淋巴结炎等。

婴幼儿腹痛家长怎么办？

需要立即就医

　　起病急骤、宝宝哭闹剧烈、持续时间长。

　　伴发热、呕吐、腹泻、便秘、肛门不排气、腹胀、便血等。

　　按压腹部哭闹加剧，腹肌紧张或者腹部包块等。

　　精神弱、嗜睡、面色苍白、出汗。

　　有腹部外伤史。

婴幼儿腹痛家庭护理应注意什么？

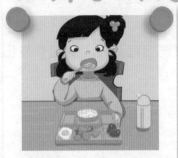

饮食清淡，以淀粉类易消化食物为主，避食生冷油腻食物

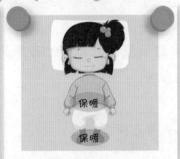

注意腹部及脚的保暖

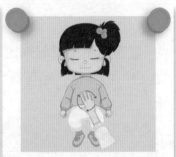

按揉腹部可促进排气，减轻腹部不适。若宝宝拒按，按揉时哭闹剧烈则有急腹症的可能，应看小儿外科

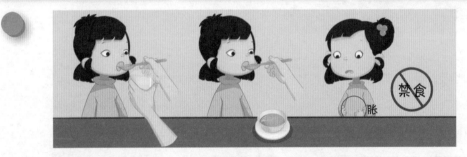

若宝宝腹痛伴有呕吐、腹胀时，先试少量多次喂水，无呕吐再试喂米粥。若宝宝不排便、不排气，腹胀明显，应严格禁食。不要乱用止痛药，以免掩盖病情

重要提示

注意观察宝宝腹痛的特点，如持续时间、伴随症状等，以便给医生提供准确的病史，有利于医生做出正确的诊断。

腹　胀

　　宝宝的腹部看起来比平时膨隆鼓胀，摸上去感觉腹壁有张力，敲起来发出"咚咚"的声音，即可认为腹胀。

婴幼儿腹胀的常见原因

　　急性胃肠炎、消化不良、便秘、肠梗阻等。

婴幼儿腹胀家长怎么办？

需要立即就医

　　腹部鼓胀明显，伴哭闹不安，不能安抚。
　　精神不好、面色发白、发热、腹痛、腹泻等。
　　呕吐频繁，或呕吐物有血或黄绿色液体。

重要提示
　　腹胀、呕吐、不排气是肠梗阻的表现，是儿科急症，一旦出现要立即就医。

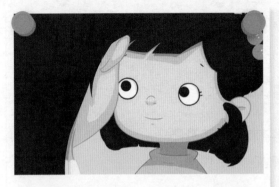

宝宝腹胀不适可能会出现哭闹，家长要给予安慰，分散其注意力，避免哭闹加重腹胀

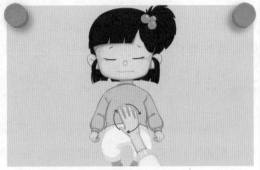

从宝宝的右腹部向左腹部进行顺时针按摩，这样有助于胃肠蠕动和气体排出

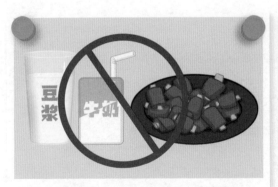

要喂清淡易消化食物，减少或不喂奶类、豆类、肉类等高蛋白食物

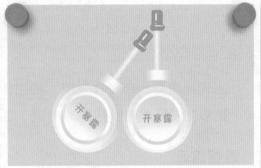

可用开塞露通便，促进粪便及气体排出

便　血

便血可表现为大便中有血丝、血块，或大便为鲜红色、暗红色或呈柏油样。有些食物食用后会使大便变红，会误认为是便血。

婴幼儿便血的常见原因及特点

细菌感染或过敏引起的肠炎：大便中带有血液及黏液。

肛裂、直肠息肉：新鲜血液，一般附在大便表面。

肠套叠：果酱样大便。

出血性小肠炎：赤豆汤样大便。

胃溃疡或十二指肠溃疡出血、大量鼻出血下咽、吃了各种动物的血制食品或服补血的铁剂：黑色柏油样大便。

婴幼儿便血家长怎么办？

需要立即就医

出现鲜血便、果酱样大便、柏油样大便。

黏液血便伴发烧、腹痛、呕吐、面色苍白、精神不好等。

重要提示

吃了西瓜、西红柿或红心火龙果等食物后，大便也发红，类似血便。如果不能肯定，可送医院化验；如果是真正的血液，从大便中可以找到很多的红细胞或便潜血阳性。

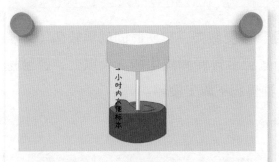

如果宝宝其他方面很好，应仔细观察便血的色泽、出血量，是否与粪便相混或伴有黏液，留取1小时内的大便送化验

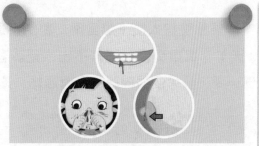

检查确定宝宝有无鼻出血或牙龈出血，母乳喂养的宝宝要检查妈妈的乳头是否有破溃出血

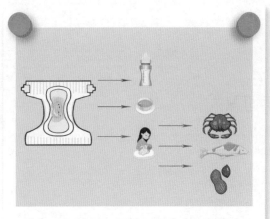

宝宝便中带血要注意是否与吃的食物有关，母乳喂养要注意与母亲饮食的关系

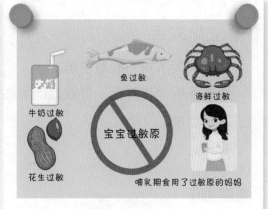

如果确定过敏原，比如牛奶、鸡蛋，要严格回避，包括喂母乳的妈妈

便 秘

便秘是指大便干燥坚硬，秘结不通，排便费力，排便时间间隔较久（大于2天），或虽有便意而排不出大便。有些宝宝排便间隔可能3天以上，甚至达到一周，但大便为糊状，排泄顺畅，这种情况不属于便秘。

婴幼儿便秘的常见原因

功能性：饮食缺少粗纤维、水分不足、肠道蠕动慢等。

病理性：巨结肠等。

婴幼儿便秘家长怎么办？

需要立即就医

宝宝哭闹不安，疑似腹痛。

大便干硬堵在肛门，导致肛门肿胀或肛裂。

腹部肿块。

腹胀。

重要提示

若宝宝反复、长时间便秘，建议小儿消化科就诊。

人工通便：若妈妈用了下页方法无效，且宝宝3天以上未排便，大便干，有便意但排不出，可用开塞露通便。

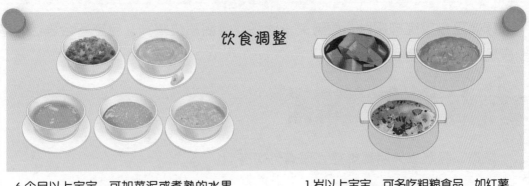

饮食调整

6个月以上宝宝，可加菜泥或煮熟的水果泥，再大一些可加谷类食物，如玉米粉、小米、麦片等制成粥

1岁以上宝宝，可多吃粗粮食品，如红薯、胡萝卜及蔬菜等，多喂水

97

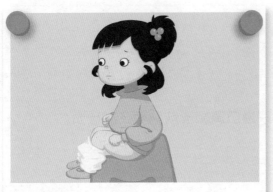

帮助宝宝建立定时排便习惯，1岁以后可以训练使用坐便盆

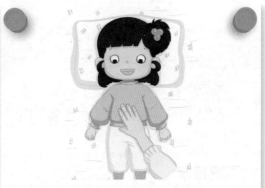

腹部按摩：右手四指并拢，在宝宝的脐周按顺时针方向轻轻推揉按摩

尿　痛

尿痛是指宝宝排尿时，尿道或小肚子、会阴部位疼痛。宝宝不会表达，可能表现为排尿时哭闹。

婴幼儿尿痛的常见原因

尿道、膀胱或外阴部炎症，尿道外伤等。

婴幼儿尿痛家长怎么办？

需要立即就医

伴发热、精神差或哭闹不止。

伴尿频、尿流中断。

有外伤。

男宝宝的龟头红肿，女宝宝阴唇、尿道口周围皮肤黏膜红肿破溃。

重要提示

最好就诊前用干净容器留取尿标本，以便化验检查，及时明确病因。

婴幼儿会阴部的清洗要使用流动水冲洗，尽量少用湿纸巾擦拭。针对男宝宝，应把包皮轻轻撸起，露出龟头冲洗，但动作要轻柔。

婴幼儿尿痛家庭护理应注意什么？

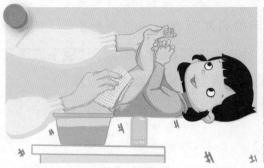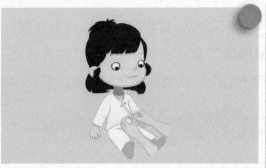

要注意宝宝会阴部的清洁卫生，做到勤洗澡换衣、裤子不要过紧等。注意男宝宝的龟头有无红肿，女宝宝阴唇、尿道口周围皮肤黏膜有无红肿破溃

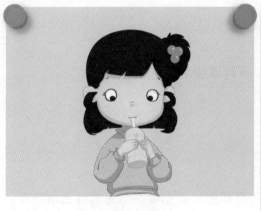

要给宝宝多饮水

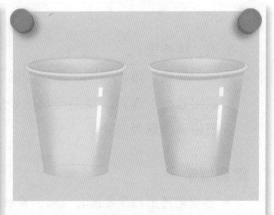

观察宝宝尿的颜色

血　尿

只要尿里有红细胞就称其为血尿。用眼睛能够看出的血尿为茶色，叫"肉眼血尿"；尿液外观正常，需要在显微镜下才能查出红细胞的血尿叫"镜下血尿"。镜下血尿的诊断标准为离心沉渣尿每个高倍镜视野红细胞数大于5个。

婴幼儿血尿的常见原因

尿路感染，膀胱炎，肾炎，尿道损伤，出血性、溶血性疾病，某些药物等。

婴幼儿血尿家长怎么办？

需要立即就医

发热、精神差。

尿频、尿痛、排尿哭闹、尿流中断、尿量减少。

皮肤出血点、浮肿、黄疸等其他表现。

外伤史或特殊用药史。

重要提示

当宝宝排出的尿颜色发红时，家长不要紧张。首先要鉴别是真性血尿还是假性血尿，如吃了番茄汁、红心火龙果，服用某些药物，如蓝芩口服液、利福平等，都会出现红色或茶色尿，鉴别的方法是将尿液送到医院做尿常规检查。

婴幼儿血尿家庭护理应注意什么?

仔细观察血尿的情况，初步确定血尿是发生在排尿的最初阶段（初期血尿）、排尿的最后阶段（终末血尿），还是从头到尾都是均匀一致的红颜色（全程血尿）。若观察不清，可将宝宝的尿分前中后三段保留，然后比较三段尿色的深浅，有利于确定血尿原因

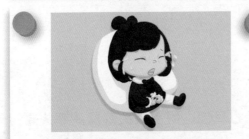

观察宝宝有无尿频、尿痛、排尿哭闹、尿流中断、尿量减少等伴随症状

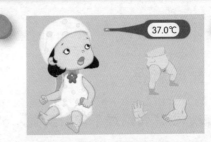

注意宝宝有无发热、皮肤出血点、浮肿、黄疸等其他表现

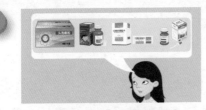

回忆宝宝有无用药史

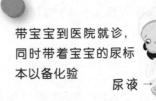

带宝宝到医院就诊，同时带着宝宝的尿标本以备化验

尿液→

头　痛

　　头痛是临床常见症状。婴儿不会表达，常常表现为尖声哭闹、烦躁不安、用手拍打头部等，幼儿会诉说头痛。

婴幼儿头痛的常见原因

　　脑炎、脑膜炎、脑肿瘤、头颅创伤及颅内出血、鼻窦炎等。

婴幼儿头痛家长怎么办？

需要立即就医

　　较小婴儿有烦躁不安、哭闹、皱眉、牵拉耳部、用手敲头或撞头等头痛的表现，较大幼儿诉说头痛。

　　伴发热、精神差、呕吐、惊厥。

　　有头部外伤史。

　　有鼻塞、流黄脓鼻涕、眼睛肿胀等。

重要提示

　　宝宝有不能安抚的剧烈哭闹并伴前囟门隆起、喷射性呕吐提示有颅内压增高引发头痛的风险，要立即就诊。

婴幼儿头痛家庭护理应注意什么？

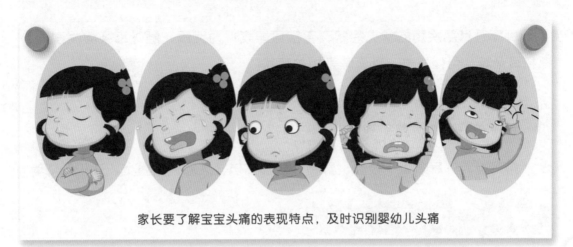

家长要了解宝宝头痛的表现特点，及时识别婴幼儿头痛

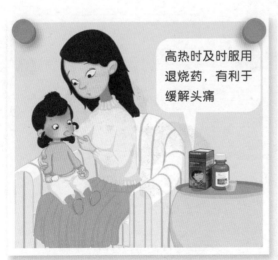

高热时及时服用退烧药，有利于缓解头痛

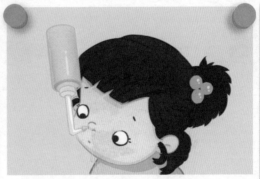

鼻塞流涕时可用生理海水洗鼻缓解，减轻头痛

耳 痛

　　耳痛是耳部疾病的常见症状，宝宝可能表现为哭闹，触碰耳朵哭闹剧烈，抓挠耳朵等，可伴发热、耳流脓等相关症状。

婴幼儿耳痛的常见原因

　　中耳炎、外耳道炎、疖肿、异物、鼓膜外伤、大疱性鼓膜炎、飞机起降等。

婴幼儿耳痛家长怎么办？

需要立即就医

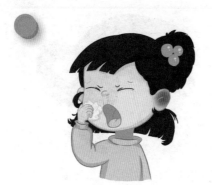

近期有感冒症状，如流涕、发热等，出现耳痛表现，有急性中耳炎的可能

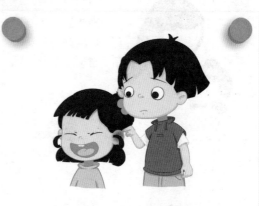

宝宝触碰或牵拉耳朵时就哭闹

婴幼儿耳痛家庭护理应注意什么？

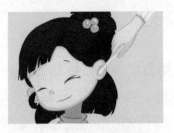

给宝宝洗浴时注意预防外耳道进水，可用清洁棉签擦干外耳的水

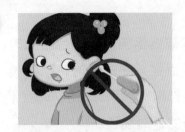

不要用挖耳勺给宝宝清理耳道

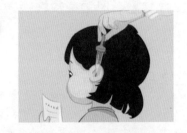

遵医嘱使用滴耳药及滴鼻药

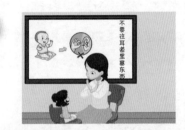

教育宝宝不要随意往耳道里塞东西

重要提示

　　教会孩子正确的擤鼻方法，擤鼻时不要同时捏住双侧鼻孔用力擤鼻，这样容易引起中耳炎。擤鼻时，应该用手按住一侧的鼻翼，轻轻擤出对侧鼻腔的鼻涕，再用同样的方法擤出另一侧鼻腔的鼻涕。

　　带宝宝坐飞机，在飞机起降时可让孩子吹奏玩具或给予哺乳。

　　积极治疗鼻炎、鼻窦炎及扁桃体、腺样体肥大等引起中耳炎的相关疾病。

腿　痛

腿痛指腿部疼痛（包括肌肉、筋膜和关节）。大部分婴幼儿腿痛并非疾病造成，而是与婴幼儿的骨骼生长特点和日常活动方式有关，婴幼儿生长对骨膜的刺激作用可能引起腿的不适，也就是我们常说的"生长痛"。婴幼儿活动量大，超负荷的运动或运动中肌肉、关节韧带的疲劳，甚至损伤，也会造成腿痛。

婴幼儿腿痛的常见原因

生长痛、活动过度、缺钙、外伤、骨髓炎、骨肿瘤、风湿免疫性疾病等。

婴幼儿腿痛家长怎么办？

需要立即就医

腿部或关节部位有发红、肿胀，活动受限。

疼痛发生在受伤以后，疼痛部位与受伤有关。

疼痛部位固定，持续存在，休息后不能缓解。

伴有全身症状，如发烧、皮疹、食欲不振、疲倦等。

跛行。

重要提示

宝宝腿痛不能用语言表达，可能表现为哭闹，家长要注意观察，如果活动一侧腿，哭闹剧烈，要注意腿部有无红肿，尤其是发热的宝宝，感染可能引起骨髓炎。

婴幼儿腿痛家庭护理应注意什么？

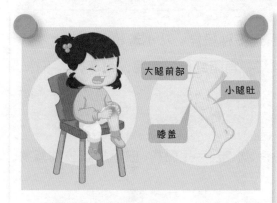

大腿前部

小腿肚

膝盖

询问宝宝腿痛的时间和部位，仔细观察腿是否有肿胀，活动是否有影响，步态有无变化，并回忆白天宝宝的活动量

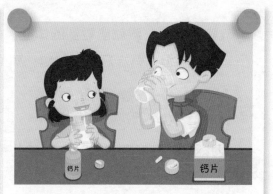

钙片

钙片

减少日间活动量、注意补充钙和维生素 D

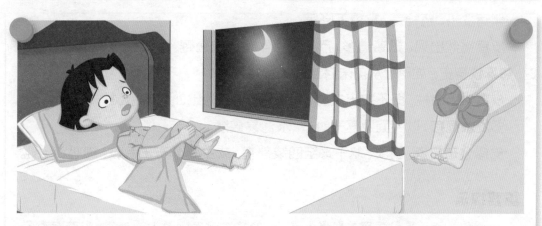

如果是晚上出现腿痛，又找不到确切的疼痛部位，可能两腿都痛或交替痛，活动无受限，日间活动量较大，可能为生长痛或肌肉疲劳酸痛，可给予热敷、按摩缓解疼痛

皮　疹

　　皮疹是家长一眼就能看到的体征，表现多种多样，从小米粒大小到大片状，有凸起，有平坦；有水泡，有脓疱；有鲜红，有暗红，有紫色；有痒，有不痒。

婴幼儿皮疹的常见原因

　　婴儿湿疹、荨麻疹、蚊虫叮咬，幼儿急疹、水痘、手足口病、血小板减少性紫癜、败血症、流行性脑脊髓膜炎等。

婴幼儿皮疹家长怎么办？

需要立即就医

　　伴有发热、精神差、食欲下降等。

　　皮疹突然出现、迅速增多，严重者可伴有声音嘶哑、呼吸困难，出疹前有用药史、特殊饮食史，如吃了从前未吃过的某种食物。

　　皮疹为出血性，即不突出皮肤，指压不褪色，为出血点或瘀斑。

　　多发水疱疹，以头面及躯干为多，水泡易破溃。

　　皮疹分布广泛，面部、躯干甚至四肢都有，或主要分布于手心、脚心、臀部。

重要提示

　　婴幼儿患手足口病容易发展为重症，如果发现宝宝手脚有皮疹，口腔有疱疹要及时就医。

婴幼儿皮疹家庭护理应注意什么？

湿疹

湿疹是婴幼儿最常见的皮疹，多出现于面部、呈红色、摸上去很粗糙、哭闹或受热加重。不要给宝宝穿太多，注意保湿护肤，观察轻重变化是否与饮食有关，确定是否有食物过敏。轻者可涂些硅霜，严重者要在医生指导下使用激素药膏

  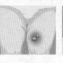

丘疹

分布在暴露部位的散在丘疹，有的会伴局部大片红肿。宝宝有抓挠，无压痛，多与蚊虫叮咬有关，可局部用些花露水、虫咬水、无极膏等

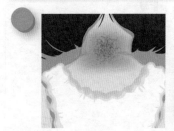 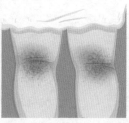

痱疹

夏季皮肤皱褶部位出现的红色小疹子，大多是痱疹，可外用炉甘石洗剂、用十滴水洗澡、涂爽身粉、注意调节室温

 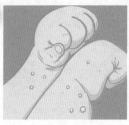 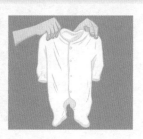

水痘或疱疹

水痘或疱疹破溃要保持皮肤清洁，接触皮肤的内衣要柔软干净，避免感染

3. 婴幼儿突发疾病

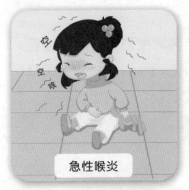

急性喉炎

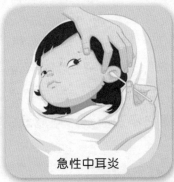

急性中耳炎

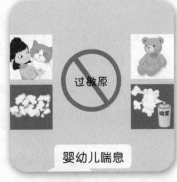

婴幼儿喘息

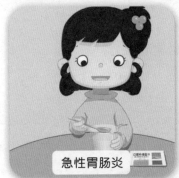

急性胃肠炎

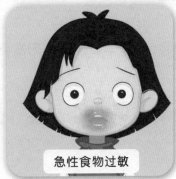

急性食物过敏

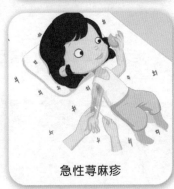

急性荨麻疹

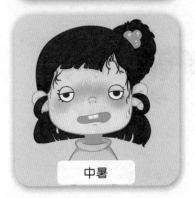

中暑

急性喉炎

急性喉炎是婴幼儿常患的一种急症，是喉部声门区周围黏膜的急性炎症。其表现为咳嗽伴声音嘶哑，咳嗽时呈"空空"的声音，似犬吠状，吸气时有喉鸣，严重者出现烦躁或精神萎靡。常伴随发热、流涕等感冒症状，夜间症状明显，容易引起喉梗阻而导致呼吸困难，不及时治疗可危及生命。

婴幼儿急性喉炎的常见原因

多由病毒或细菌感染引起，少数与喉部及声带发育异常有关。

婴幼儿急性喉炎家长怎么办？

需要立即就医

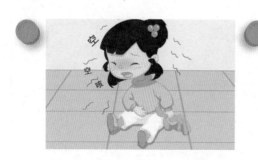

咳嗽有"空空"声，伴声音嘶哑

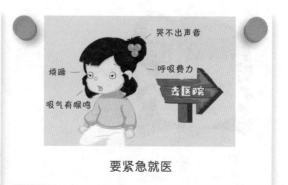

要紧急就医

婴幼儿急性喉炎家庭护理应注意什么？

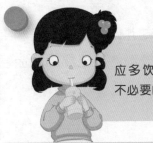
应多饮水，尽量减少不必要的哭闹

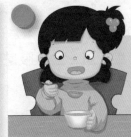
进食以流食或半流食为主，避免进食甜、过咸及辛辣食物

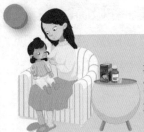
遵医嘱按时给宝宝服药，积极降温退热

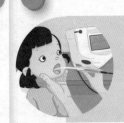
若宝宝反复患喉炎，尤其是没有明显发热等感染症状，要看耳鼻喉科，进行喉镜检查以明确有无发育异常

重要提示

由于婴幼儿的喉腔在声带处最窄，炎症易引起黏膜充血水肿而发生喉梗阻，严重者窒息死亡，故一旦宝宝出现声音嘶哑要立即就医。

反复患喉炎的宝宝，家中应常备雾化用激素，如布地奈德，可以先做雾化减轻水肿，预防梗阻，再去医院就诊。

急性喉炎夜间容易加重，所以在夜间家长更需要注意观察。

急性中耳炎

急性中耳炎是中耳黏膜的急性化脓性炎症。由于婴幼儿咽鼓管位置呈水平状，较成人相比宽、直、短，上呼吸道感染的病原体及分泌物等更易由咽鼓管侵入中耳，引起急性中耳炎。

婴幼儿急性中耳炎的常见原因

急性中耳炎多伴发于上呼吸道感染，主要表现为耳痛，在吸吮、吞咽及咳嗽时耳痛加重，夜间睡眠时痛醒。婴幼儿由于不能表达自己的痛苦，常表现为烦躁不入睡、哭闹拒食，用手抓耳等症状，还常伴有发热、畏寒、呕吐等症状。

婴幼儿急性中耳炎家长怎么办？

需要立即就医

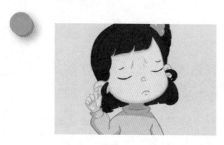

宝宝感冒时出现不肯吃奶、夜间啼哭、手抓单侧耳朵

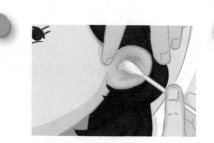

耳朵出现黄色黏稠分泌物，有臭味，牵拉耳朵宝宝哭闹

婴幼儿急性中耳炎家庭护理应注意什么？

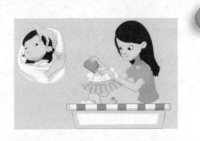

洗浴时应注意，避免耳朵进水

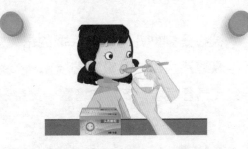

遵医嘱给宝宝服用抗生素，足量足疗程

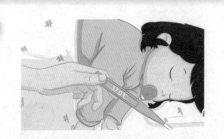

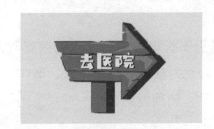

注意观察宝宝的体温、精神状态。若持续高热、精神不好要及时复诊

重要提示

急性中耳炎为感染性疾病，通常在治疗几天后症状就会得到缓解甚至消失，这时不要根据自己的判断就认为宝宝已经好了，从而停止吃药和治疗，一定要在医生的指导下彻底治愈，中途停止治疗是急性中耳炎长期不愈甚至转为慢性的原因之一。

婴幼儿喘息

　　喘息是婴幼儿呼吸道疾病的常见症状。婴幼儿气道发育尚不完善，因此在患呼吸道疾病时，呼吸道黏膜由于炎症充血、水肿易引起支气管狭窄，或过敏导致支气管痉挛，或异物堵塞，更容易出现喘息症状。

婴幼儿喘息的常见原因及表现

　　常见于病毒感染引起的毛细支气管炎、支原体肺炎、婴幼儿哮喘、异物吸入等，表现为咳嗽、呼吸增快、喉中喘鸣，像拉风箱一样，严重者憋气、烦躁、鼻翼翕动，口周发绀。

婴幼儿喘息家长怎么办？

需要立即就医

　　宝宝出现频咳、憋气、呼吸加快、烦躁不安、不能平卧。

　　伴发热、精神不好。

　　进食后出现的剧烈咳嗽、喘憋，疑有异物吸入。

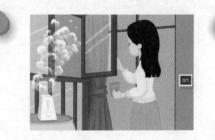

保持室内环境舒适，空气流通，温湿度适宜

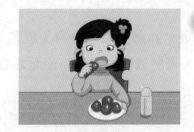

注意补充营养和水分

避免接触容易引起过敏的毛绒玩具、宠物、有刺激气味的气雾剂

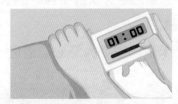

注意观察宝宝的精神状态、呼吸情况，可以通过观察宝宝腹部起伏，计数1分钟呼吸次数，若1岁以内大于50次，1~3岁大于40次需要就医

117

重要提示。

　　曾有喘息发作的宝宝，若家中有备用雾化药物，可先做雾化再去医院就诊。

　　雾化吸入最好在宝宝平静呼吸时做，避免哭闹影响疗效。雾化后要给宝宝洗脸、漱口，不会漱口的小宝宝要喂水，以减少雾化药物在口腔内的沉积。

急性胃肠炎

　　婴幼儿胃肠功能发育不成熟，抵抗力低，细菌、病毒感染或物理化学刺激易导致胃肠道黏膜损伤，引起急性胃肠炎。

婴幼儿胃肠炎的常见原因及表现

　　感染因素：细菌、病毒感染，如大肠杆菌、痢疾杆菌、轮状病毒、诺如病毒等。

　　非感染因素：饮食不当，如饮食过冷或过热，或进食不易消化的粗糙食物等；食物过敏。

　　临床表现主要为恶心、呕吐、腹痛、腹泻、发热等。

婴幼儿胃肠炎家长怎么办？

需要立即就医

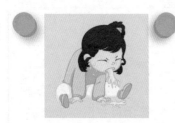

宝宝频繁呕吐、腹泻、发热、精神弱或哭闹、烦躁、惊厥等

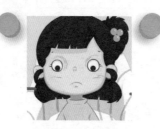

出现尿量减少、口唇干燥、眼窝凹陷等脱水表现

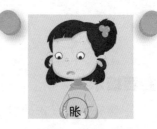

剧烈腹痛、腹胀，拒按

婴幼儿胃肠炎家庭护理应注意什么？

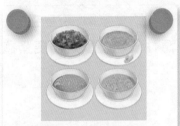

饮食要清淡、易消化，可少量多餐，以流质和半流质为主

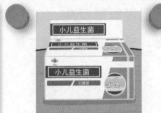

可口服益生菌，帮助改善胃肠道的功能，缩短病程

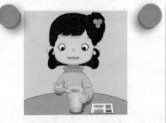

口服补液盐补充体液

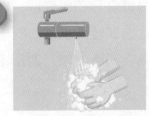

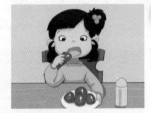

日常需注意饮食卫生，饭前便后洗手

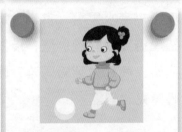

加强体育锻炼，提高免疫力

重要提示

　　宝宝出现腹泻，就诊时最好带1小时内的大便，装在不透水的容器中，以便化验检查帮助确定腹泻原因。

　　细菌感染要遵医嘱，足量、足疗程口服抗生素。

　　注意观察宝宝尿量、精神反应、腹痛、腹胀情况。

急性食物过敏

　　婴幼儿在进食某种食物后出现异常反应，如口唇红肿、咽痒咳嗽、皮肤瘙痒、皮疹，甚至呼吸困难、休克等，即为急性食物过敏。急性食物过敏是需要紧急处理的急症。

婴幼儿急性食物过敏的原因及表现

　　易引起过敏的食物：牛奶蛋白、鸡蛋蛋白，花生、腰果等干果，芒果、木瓜等热带水果等。食物过敏表现轻重不一，轻症表现为进食后口唇红肿，口腔黏膜瘙痒或轻微肿胀，皮肤出现荨麻疹、瘙痒；严重者出现喉头水肿、支气管痉挛，表现为呼吸困难、喘息；危重者可出现皮肤发花、四肢发凉、血压下降等休克表现。

重要提示

　　严重过敏反应的特点是发生突然，来势凶猛，早期可表现为荨麻疹、皮肤瘙痒、恶心、腹泻等症状，随之出现面色苍白、出冷汗、四肢厥冷、气急、胸闷、憋气、神志淡漠或烦躁不安等表现。如果宝宝发生疑似严重过敏反应，应立即拨打120将其送至就近医院，在获得医疗救助前，应平躺、下肢抬高，如有呼吸窘迫或呕吐则取半坐位或坐位、头偏向一侧防止误吸。如已发生心跳呼吸停止，应立即予以心肺复苏，争取救治时机。

婴幼儿急性食物过敏家长怎么办?

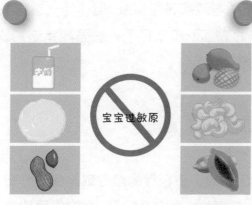

宝宝进食某种食物后出现急性过敏反应,应立即停止进食此种食物,并要长期避食

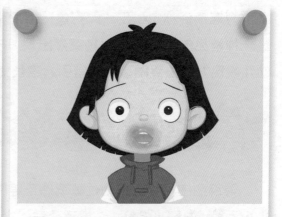

若只是口唇、口腔黏膜轻微发红肿胀,停食后密切观察即可

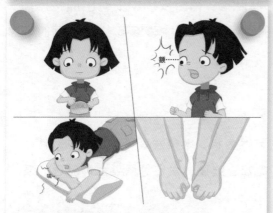

出现皮肤荨麻疹、声音嘶哑、喘息、皮肤发花、手脚凉要立即就医

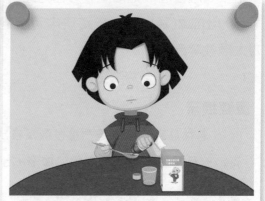

若家中有抗过敏药物,如氯雷他定、西替利嗪等可按说明书给宝宝口服,以尽快控制过敏反应

急性荨麻疹

荨麻疹俗称"风团""风疙瘩""风疹块"（与风疹名称相似，但非同一疾病），是一种常见的皮肤病，因其突然出现，多为大面积皮肤风团，有强烈痒感，婴幼儿表现为烦躁哭闹，而常常引起家长焦虑。

婴幼儿急性荨麻疹的常见原因及皮肤表现

荨麻疹由食物、药物过敏或感染等原因引起。皮疹可局限性或全身性分布，大小不等，为扁平发红、淡黄或苍白的水肿性斑块，边缘有红晕，通常边界清楚，也可相互融合。有时风疹块呈环形可称为环状荨麻疹；几个相邻的环形皮疹可以相接或融合而成地图状，可称为地图形荨麻疹；有时皮疹中央有出血性瘀点，可称为出血性荨麻疹；皮疹块中有水疱时可称为水疱性荨麻疹；有大疱时可称为大疱性荨麻疹。

重要提示

急性荨麻疹可能是严重过敏反应的首发症状，继续发展可能出现过敏性休克，一旦宝宝出现全身症状，如恶心、呕吐、腹痛、发热等需要立即就医，及时治疗。

若荨麻疹反复发作，应到正规医院做过敏原检测，明确宝宝对哪些东西过敏，有针对性地避免接触。

婴幼儿急性荨麻疹家长怎么办？

需要立即就医

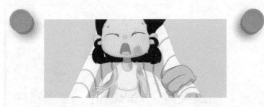

皮疹分布广，有瘀点、水泡、大疱，宝宝烦躁哭闹

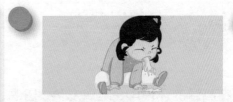

伴恶心、呕吐、腹痛、声音嘶哑、发热等皮肤外的表现

婴幼儿急性荨麻疹居家护理

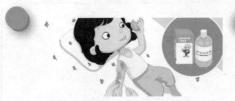

口服氯雷他定糖浆或西替利嗪滴剂等，可外用炉甘石洗剂止痒

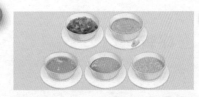

饮食宜清淡，避免刺激及易致敏食物

尽量避免接触可疑过敏原，室内禁止放花卉及喷洒杀虫剂，防止花粉及化学物质再次致敏

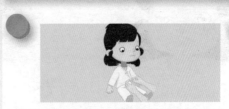

洗澡水不应过热，穿宽松的棉质衣服，以减少皮肤刺激

中 暑

婴幼儿中暑的表现

在高温的环境中，出现发热、口渴、多汗、烦躁哭闹、恶心呕吐、面色苍白、四肢无力等表现，严重者精神萎靡，甚至晕厥、昏迷。

婴幼儿中暑家长怎么办？

需要立即就医

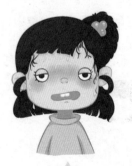 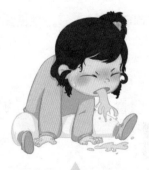 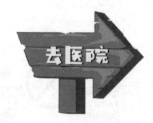

如果有发热、面色苍白、大量出汗

恶心呕吐、精神萎靡、晕厥、昏迷等

在采取降温措施的同时立即就医

婴幼儿中暑家庭护理应注意什么？

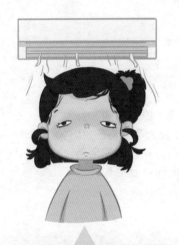

立即将宝宝转移到阴凉通风处或电风扇下，最好移至空调室，以促进降温散热

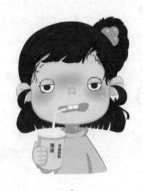

给予清凉含盐饮料，少量多次喂服

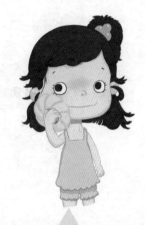

散开或脱去衣服增加散热面积，可以用温凉湿毛巾擦身，体温高者给予冰袋降温

重要提示

　　需要注意宝宝体温调节功能不完善，而家长怕宝宝冻着经常会给宝宝穿较多衣服或包多层包被，散热不佳会导致宝宝其他季节也有可能出现中暑症状。家长需要注意根据气温高低随时给宝宝增减衣物。

推荐书单

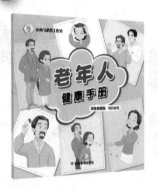

书名：老年人健康手册
作者：应急总医院
定价：36.00 元
内容介绍：这是一本长辈的"健康书"，针对老年人的慢性病、重症疾病，突发意外等（共计 26 种）给出了对应的预防、治疗及急救处理措施，并在合理用药、合理饮食和适合的运动项目上也提出了健康建议及注意事项。

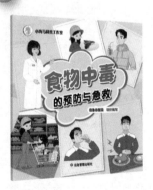

书名：食物中毒的预防与急救
作者：应急总医院
定价：20.00 元
内容介绍：这是一本"全民饮食健康科普书"，介绍了常见的动物性、植物性、细菌性、化学性、寄生虫性食物中毒，主要包括哪些和怎样预防，以及重点讲述了食物中毒后的自救方法。

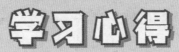

学习心得

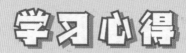

学习心得

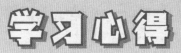

学习心得

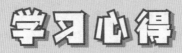

学习心得